みんなの呼吸器
Respica
2024年夏季増刊

上級者の思考回路に学べ

急性期の呼吸器ケア

厳選16

▶動画 注意すべきポイントが
動画で身に付く！

編著 **清水 祐**
医療法人伯鳳会 東京曳舟病院
看護部 集中ケア認定看護師

監修 **尾野敏明**
東海大学 看護師キャリア支援センター
認定看護師教育課程 主任教員

MC メディカ出版

はじめに

　呼吸は生命維持に直結する機能であり、人工呼吸器はより自然な生理的メカニズムに近しいものへ改良が重ねられています。一方で、記憶に新しいCOVID-19の世界的パンデミックにより呼吸器感染症が注目され、ますます人工呼吸管理からの早期離脱・重篤化の予防に向けたケアが求められているといえます。そこで今回、人工呼吸ケアの上級者といわれる医師・集中ケア認定看護師の思考回路を学べる構成としました。

　基本的なケアは成書に譲り、よく遭遇する場面の一例から生体内で起こっていることとその対応について解説しているので、上級者の視点をまとめて、その思考回路が手に取るように理解できると思います。本書を通して、今までのご自身のケアの選択肢の幅がさらに広がること、人工呼吸管理における"患者の回復する力"を最大限に引き出す看護の一助として本書が活かされることを期待しています。

　　令和6年4月

清水　祐

　呼吸器ケアにおいて、上級者の域に達するためには、単なる技術の習得だけでなく、深い思考と経験が求められます。本書は、そんな上級者の視点に焦点を当て、急性期の呼吸器ケアを厳選し、ポイントを解説します。上級者の思考回路を学ぶことで、人工呼吸ケアに携わる全てのナースが必要とする実践的なケアのエッセンスを学べます。単なるケアの手順だけでなく、その背景にある思考や判断基準について、読者が理解を深めることができるような構成になっています。

　教科書的な流れの解説ではなく、実際のケアの現場で直面するさまざまなシーンに対する選択肢や判断基準を提示し、読者が一つの答えに囚われることなく、自らの判断力を磨きながらケアを行う姿勢を身に付けることができると思います。

　本書を読むことで、呼吸器ケアにおける上級者の視点を身に付け、実践の場でより確かな判断を行えるようになることを期待しています。皆さま一人ひとりが、自分ならどうするかを考えながら読み進め、より高度なケアに挑戦するきっかけとなれば幸いです。

　　令和6年4月

尾野敏明

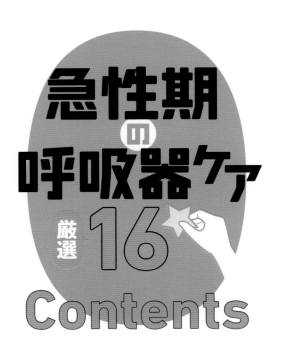

急性期の呼吸器ケア

厳選16

Contents

みんなの呼吸器
Respica®
2024年夏季増刊
「みんなの呼吸器Respica」は
株式会社メディカ出版の登録商標です。

はじめに ･･･ 3

本書の構成と使いかた ･･････････････････････････ 6

WEB動画の視聴方法 ････････････････････････････ 7

編著・監修／執筆者一覧 ･･････････････････････ 8

Part.1
気道管理にまつわるケア

▶WEB動画 1 挿管介助 ･････････････････････････････ 10

▶WEB動画 2 気管チューブの管理 ･･･････････････ 19

3 気管切開チューブの管理 ･････････ 27

4 気管吸引 ･･･････････････････････････ 38

▶WEB動画 5 カフ圧管理 ･･････････････････････････ 45

▶WEB動画 6 抜管介助 ････････････････････････････ 50

Part.2
人工呼吸管理中の患者ケア

7 鎮痛・鎮静にまつわるケア（せん妄評価も含めて）・・・・・・・・・・・ 60

8 感染対策にまつわるケア（VAP予防）・・・・・・・・・・・・・・・・・ 73

9 人工呼吸器回路の管理 ・・・・・・・・・・・・・・・・・・・・・・・・ 83

WEB動画 10 加温・加湿の評価のポイント ・・・・・・・・・・・・・・・・・・・・・ 92

11 皮膚トラブル予防のケア ・・・・・・・・・・・・・・・・・・・・・・・ 100

12 グラフィックモニターの見かた、ケアへの活かしかた ・・・・・・・・ 112

Part.3
緊急時に必要なケア

WEB動画 13 用手換気 ・・・・・・・・・・・・・・・・・・・・・・・・・・・・・・ 122

14 人工呼吸管理中のトラブルの原因検索とケア ・・・・・・・・・・・・・ 130

Part.4
呼吸リハビリテーションに
まつわるケア

WEB動画 15 体位管理 ・・・・・・・・・・・・・・・・・・・・・・・・・・・・・・・ 138

16 PICS予防のケア ・・・・・・・・・・・・・・・・・・・・・・・・・・・ 150

索引・・・・・・・・・・・・・・・・・・・・・・・・・・・・・・・・・・・・・ 158

デザイン／創基 市川 竜　　イラストレーター／ホンマヨウヘイ

本書の構成と使いかた

今こそ押さえなおすべき呼吸器ケアを厳選！

こんなときはどう考える？ どうケアする？

ここでは、ケース1〜3を紹介しますが、同じ患者です。ケース紹介1は手術直後、ケース紹介2は術後3日、ケース紹介3は術後7日の状態です。ケースごとの経時的な変化から、患者に合わせた鎮痛・鎮静とせん妄ケアを一緒に考えていきましょう。

ケース紹介① 暴れているからまずは鎮静を！ 本当にそれでいい？（手術直後）

胸腹部大動脈瘤に対して、緊急で胸腹部大動脈置換術を施行した。術後は人工呼吸器を装着し、ICUに入室した。鎮痛・鎮静は、フェンタニルクエン酸塩（フェンタニル）とデクスメデトミジン（プレセデックス®）で開始した。

手術3時間後、患者はそわそわし、突然起き上がろうとしている。またバイトブロックを出し、挿管チューブを噛むような動作もみられている。人工呼吸器のアラームも鳴っている。患者に状況を説明すると一時的に落ち着いたが、数分後には同じようなことを繰り返す状況である。苦悶様表情があり、上肢の筋緊張もある。

> ケースごとにさまざまなパターンを予見しながら読み進め、エキスパートの視点をなぞることで、ケアの選択肢の幅が広がる！

> 「上級者の思考回路」では、特に押さえるべきポイントをピックアップ！

上級者の思考回路

浅い鎮静が推奨されていますが、本当にその患者にあった鎮静なのかを考える思考が〔…〕。ARDSのような重症呼吸不全で、浅い鎮静の際に強い自発呼吸を呈してい〔…〕は、P-SILIが起きているかもしれません。そのため、浅い鎮静から深い鎮静管〔…〕慮するという思考を持つことが重要です。また、患者の病態や病期によって深い〔…〕度を行う場合もありますが、多職種で目標鎮静深度を共有することが大切です。〔…〕いつまでも過鎮静のままにせず、患者の病期や回復に合わせ、浅い鎮静へと切〔…〕ていく思考を持つことが必要です。

上級者の視点をモノにするエッセンス

- 鎮静を深める前に、暴れる原因を考え、鎮痛優先の鎮静管理の思考を持つ。
- せん妄に対しては、CAM-ICUで評価し、患者の訴えから苦痛・不快症状を緩和できるように関わる。
- せん妄ケアという一つの視点だけでなく、ABCDEFバンドルによる包括的な視点で関わる思考を持つ。
- 浅い鎮静が推奨されているが、本当にその患者にあった鎮静なのか呼吸の同調性や呼吸状態を含め、ABCDEF-Rバンドルで評価する思考を持つ。
- 浅い鎮静で強い自発呼吸を呈している場合は、P-SILIを疑い、深い鎮静管理も検討する。
- 鎮静深度は医師や多職種とも共有し、目標鎮静深度を目指した鎮静管理を行う。
- ときに過鎮静で管理する場合も、患者の回復に合わせて浅い鎮静へと切り替えていく思考を常に持つ。

> 「上級者の視点をモノにするエッセンス」が効率的に身に付く！

WEB解説動画

アイコンのある項目では、エキスパートの実際の動き＆解説を見ながら流れを確認できるWEB解説動画付き！

→WEB動画の視聴方法はp.7へ！

> このアイコンがWEB解説動画の目じるしです！

Part 3 緊急時に必要なケア

13 用手換気

用手換気によるケアのポイント

用手換気は、医療現場で高度な実践スキルを有する看護師（特定看護師、呼吸療法認定看護士など）が実施する呼吸ケアの中で、患者予後に直接影響を及ぼす重要なものです。ここで用いられるデバイスとしては、ジャクソンリース回路やバッグバルブマスクといった代表的な2つのものがあり、呼吸補種や呼吸が全を呈している患者のサポートをするために使用されますがそれぞれ考慮すべき事項があります（図表）。そこで本稿では、看護師がこのデバイスを用いて提供するケアの種類に同して、重要なポイントをいくつか紹介します。

ジャクソンリース回路による換気

この装置は、主に陽圧換気を行うために用いられます。流量膨張式バッグ（flow inflating bag）に分類され、療法で膨らんだ呼吸バッグを手でスクイーズすることで呼吸ケアを行います。高濃度酸素投与と呼気終末陽圧（PEEP）付加ができる点から、主に十分な酸素化が必要な症例に適しています。一方で呼気がバッグ内に流入する構造となっているので呼吸中の二酸化炭素を再摂入しやすい点、ガスが流入しないとバッグが膨らまない点から十分な酸素流量を設定する必要があります（図表）。多くの場合は気管挿管されている場合に用いられ、その際に忘れてはならない重要なポイントは以下のとおりです。

図表 ジャクソンリース回路とバッグバルブマスクの特徴比較

WEB動画の視聴方法

本書の動画マークのついている項目は、WEBページにて動画を視聴できます。以下の手順でアクセスしてください。

■メディカID（旧メディカパスポート）未登録の場合

メディカ出版コンテンツサービスサイト「ログイン」ページにアクセスし、「初めての方」から会員登録（無料）を行った後、下記の手順にお進みください。

https://database.medica.co.jp/login/

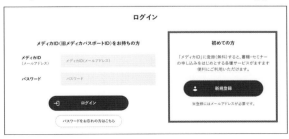

■メディカID（旧メディカパスポート）ご登録済の場合

①メディカ出版コンテンツサービスサイト「マイページ」にアクセスし、メディカIDでログイン後、下記のロック解除キーを入力し「送信」ボタンを押してください。

https://database.medica.co.jp/mypage/

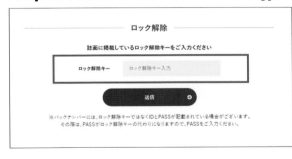

②送信すると、「ロックが解除されました」と表示が出ます。「動画」ボタンを押して、一覧表示へ移動してください。

③視聴したい動画のサムネイルを押して動画を再生してください。

ロック解除キー　HnKnfluqZQ

＊WEBページのロック解除キーは本書発行日（最新のもの）より3年間有効です。有効期間終了後、本サービスは読者に通知なく休止もしくは終了する場合があります。

＊ロック解除キーおよびメディカID・パスワードの、第三者への譲渡、売買、承継、貸与、開示、漏洩にはご注意ください。

＊図書館での貸し出しの場合、閲覧に要するメディカID登録は、利用者個人が行ってください（貸し出し者による取得・配布は不可）。

＊PC（Windows / Macintosh）、スマートフォン・タブレット端末（iOS / Android）で閲覧いただけます。推奨環境の詳細につきましては、メディカ出版コンテンツサービスサイト「よくあるご質問」ページをご参照ください。

編著・監修／執筆者一覧

編著	**清水 祐**	医療法人伯鳳会 東京曳舟病院 看護部 集中ケア認定看護師
監修	**尾野敏明**	東海大学 看護師キャリア支援センター 認定看護師教育課程 主任教員

Part.1

1	**伊澤綾子**	医療法人伯鳳会 東京曳舟病院／集中ケア認定看護師／救急看護認定看護師
2	**菅沼洋平**	東海大学医学部付属病院／集中ケア認定看護師
3	**吉岡真弓**	千葉市立青葉病院／集中ケア認定看護師
4	**河合佑亮**	藤田医科大学病院／集中ケア認定看護師
5・6	**大城祐樹**	医療法人伯鳳会 東京曳舟病院／集中ケア認定看護師

Part.2

7	**池田優太**	東海大学医学部付属病院／集中ケア認定看護師
8	**石田恵充佳**	東京医科歯科大学病院／集中ケア認定看護師／感染症専門看護師
9	**大沢 隆**	東海大学医学部付属病院／集中ケア認定看護師
10	**菅原隆広**	医療法人徳洲会 東京西徳洲会病院／集中ケア認定看護師
11	**平野 充**	千葉市立青葉病院／集中ケア認定看護師
12	**戎 初代**	医療法人徳洲会 東京西徳洲会病院／集中ケア認定看護師

Part.3

13	**黒岩政之**	東京女子医科大学 救命救急センター／集中治療専門医
14	**清水 祐**	

Part.4

15	**松井貴生**	社会医療法人大雄会 総合大雄会病院／集中ケア認定看護師
16	**岡根利津**	三重県立看護大学／集中ケア認定看護師

気道管理に
まつわるケア

1 挿管介助

挿管介助のポイント

　気管挿管は、迅速に、かつ安全・確実に行われることが大切です。そのためには、介助者の準備や介助が重要になります。成人に対する挿管介助におけるベーシックな流れは以下の通りです[1]。

挿管準備

感染防御

　スタンダードプリコーションで患者、術者、介助者の感染を予防します。個人防護具（PPE）はアイガードも装着しましょう。

必要物品リスト（図1）

・喉頭鏡（ライト点灯確認、ブレードの目安は男性4号、女性3号、複数サイズを用意）
・潤滑薬（ゼリータイプ）

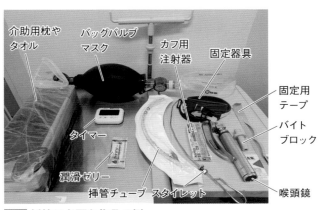

図1 挿管に必要な物品の例

・挿管チューブ（成人：男性は内径 8mm、女性は内径 7mm が目安、経口用や経鼻用、カフ上部吸引付きなど種類があるので必要な物を用意する）

・スタイレット

・カフ用注射器（10mL）

・バイトブロック

・挿管チューブ固定テープや固定器具

・吸引器、吸引チューブ（図2ⓐ）

・聴診器

・バッグバルブマスク

・介助用枕やタオル

・必要時：開口器（図2ⓑ）やマギール鉗子

・必要時：挿管確認補助器具（食道挿管検知器〔EDD〕、CO_2 チェッカー、呼気終末二酸化炭素分圧〔$ETCO_2$〕モニターなど）

ⓐヤンカーサクション

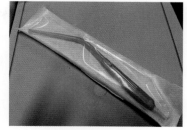

ⓑ開口器

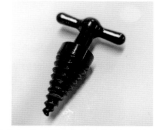

図2 ヤンカーサクションと開口器

環境・物品使用準備

・患者に取り外せる歯や動揺歯がないか確認します。

・ベッドの場合はヘッドボードを取り外しましょう。

・患者の体位をスニッフィングポジションにします（頸椎損傷が疑われる場合などは、頸椎固定を続けながら正中中間位を維持する）。

・挿管チューブのカフが膨らむか確認、スタイレットを挿入し潤滑薬を塗布します（清潔操作で行う、挿管チューブの先端からスタイレットが飛び出ないようにする）。

挿管介助

①バッグバルブマスクで患者の酸素化を十分に行います。

②介助者は術者がそのまま使えるかたちで喉頭鏡を渡しましょう。

ブレードの先端を足側に向けて渡す、介助者はハンドルの上側を持ち、術者が下側を持てるようにする（図3）。

③喉頭展開されたら介助者は喉頭鏡同様、術者に挿管チューブをそのまま使えるかたちで渡します。

持つときは清潔を保つため挿管チューブの上側を持つ、カフチューブは邪魔にならないよう

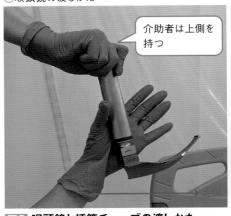
ⓐ喉頭鏡の渡しかた

介助者は上側を持つ

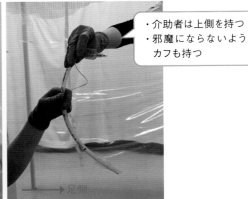
ⓑ挿管チューブの渡しかた

・介助者は上側を持つ
・邪魔にならないようカフも持つ

図3 喉頭鏡と挿管チューブの渡しかた

挿管チューブと一緒に持つ、先端を足側に向けて渡す。

④術者により挿管チューブが留置されたら、介助者はチューブがずれないように押さえながらスタイレットを抜きます。

挿管チューブに沿って抜く。

⑤術者が挿管チューブを持ち、介助者はカフに空気を 10mL 入れて膨らませます。

カフ圧は位置確認と固定後に確認するため忘れないように。

⑥介助者はバッグバルブマスクのマスク部分を取り外し、挿管チューブに接続します。

以後、換気は 6 秒に 1 回。

挿管後のケア

まず、食道挿管と片肺挿管がないか確認します。

①介助者は術者の耳に聴診器をセットします。

②介助者はまず、聴診器のチェストピースを患者の心窩部に当てます（図4）。術者は送気を行い胃泡音が聴取されないことを確認します。

③続けて介助者は聴診器のチェストピースを、右前胸部→左前胸部→左側胸部→右側胸部の順に移動させます（図4）。術者は各部位で送気を行い、胸部の挙上があるか、挙上の左右差はないか、呼吸音に左右差はないかを確認していきます。

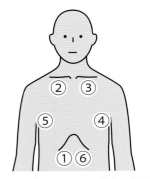
図4 挿管確認のための聴診の順番
①⑥心窩部、②右前胸部、③左前胸部、④左側胸部、⑤右側胸部

④さらに介助者はもう一度チェストピースを心窩部に当て、術者は再度胃泡音の有無を確認します。

⑤挿管チューブ内が水蒸気で曇っているかも確認するとよいです。

⑥必要時は、補助器具（EDD、CO_2 チェッカー、$ETCO_2$ モニターなど）を用いて確認します。

⑦ポータブル X 線を施行し、最終的な挿管位置を確認しましょう。

⑧挿管の深さが何 cm なのかを術者と共に必ず確認し、挿管チューブの固定を行います。

こんなときはどう考える? どうケアする?

ケース紹介①　COVID-19 陽性患者の呼吸状態が悪化した

新型コロナウイルス感染症（COVID-19）陽性患者の状態が悪化したため、挿管管理を行うことになった。

「エアロゾル産生手技」による感染を予防する

　COVID-19 の感染症法上の位置づけは 5 類となりましたが、その対応は学会などのガイドラインを参考にしながらの感染対策が必要です。特に飛沫曝露のリスクがある場合やエアロゾル産生手技を実施する場合などには、ゴーグル、フェイスシールド、ガウン、N95 マスクなどの PPE を用いることが推奨され[2]、気管挿管などはこの手技に該当します。

上級者の思考回路

　COVID-19 による肺炎などでは呼吸状態が悪化する可能性があります。そうなった際にはどんな対策が必要になるのかを、あらかじめ押さえておくことが大切です。図5は COVID-19 流行期に、救急外来にある陰圧個室内で行った気管挿管の様子です。術者、介助者共に PPE を使用し、アクリルケースとビデオ喉頭鏡を用いて対応した症例です。ほかにも、エアロゾルが発生しないようジャクソンリースを使用すること（人工鼻やカプノメーターを付けておく）、マスクフィットは二人法で行うこと、前酸素化の

実施、鎮静・鎮痛薬および筋弛緩薬をほぼ同時に連続投与しバッグバルブマスク換気は行わずに気管挿管する迅速導入（rapid sequence induction；RSI）を行うことを考慮する必要があります。

　病院の規模によっては、そのような気道管理に熟練した医師の対応が困難な場合もあると思います。大事なことは、このような感染症を有する患者の挿管対応を行う際に、自施設ではどう動くのか、どんな決まりがあるのかを確認し、再認識しておくことです。また、院内ルールが十分でなかったとしても、ガイドラインなどを確認し「エアロゾル感染のリスクを減らすこと」を念頭に、できることを考え、臨機応変な対応を心掛けてください。

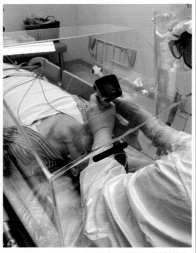

図5 COVID-19 陽性患者の挿管例

上級者の視点をモノにするエッセンス

- 自施設の決まりやガイドラインを確認しておく。
- 自身がこういった症例を経験する可能性があることを認識しておく。
- 「エアロゾル感染」を意識して、環境のセッティングや PPE の選択を行う。

ケース紹介②　CPR 中の挿管

　　患者が急変し心肺停止となった。集まったスタッフで心肺蘇生法（cardiopulmonary resuscitation；CPR）を進める中、医師が挿管施行を決定した。挿管準備の後、医師は胸骨圧迫担当者に、胸骨圧迫を一次中断するよう指示した。

挿管と CPR の中断

　挿管は緊急時に施されることの多い手技の一つで、患者急変から CPR が開始された場合、二次救命処置による高度な気道確保方法として用いられます。蘇生行為と共に行われる挿管では、蘇生チーム内でのアシストが重要です。

　CPR 中の胸骨圧迫中断時間は、最小限（10 秒以内）にすることが求められています。実際、CPR 中に挿管を行おうとすると、胸骨圧迫の振動によっては、挿管術者がなかなか喉頭を捉えられない場合があります。そんなとき、本症例のように胸骨圧迫を一時中断するよう求められることがあります。

上級者の思考回路

　CPR で一番重要なことは「良質で絶え間のない胸骨圧迫」にあります。前述したように、胸骨圧迫の中断時間は最小限にしなければなりません。胸骨圧迫を一時中断する場合、術者はその短い時間で気管挿管を行う必要があるため、挿管実施手前まで準備を万端にした状態で中断するなどの工夫が必要になります。胸骨圧迫中断時間が長引くと、患者にとって気管挿管は有害です。医療従事者は気管挿管にこだわるべきではありません。術者は挿管に集中しやすいため、周りのチームメンバーは状況を見ながら適切に声を掛け合うことで、胸骨圧迫の中断を最小限にする、有益な気管挿管のアシストをすることが大切です（図6）。

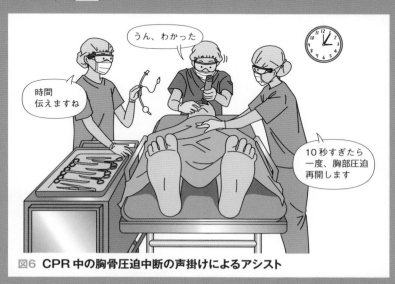

図6　CPR 中の胸骨圧迫中断の声掛けによるアシスト

上級者の視点をモノにするエッセンス

● CPR中の気管挿管は、胸骨圧迫中断時間を最小限（10秒以内）にできるよう意識する。

● 気管挿管を有害なものにせず、質の高い救命処置を行うために、術者、チームメンバーは個々に意識する。

ケース紹介③ 挿管したいが声帯が見えない…、うまく挿管が進まない…

術者は気管挿管を試みるがなかなか声帯を捉えられないため、介助者に喉を押すよう頼んだ。

気管挿管時に術者の視野を補助する

気管挿管では術者は声帯を確認して挿管を行いますが、肥満体型など、中には声帯が捉えづらい患者もおり、迅速な挿管が困難な場合もあります。そんなとき、介助者は術者から喉を押すように言われることがあるかもしれません。その場合は「声帯が見えない」という術者の状況を理解し、「BURP法」（図7）による甲状軟骨圧迫を行い、術者に声帯が捉えられるようアシストします。

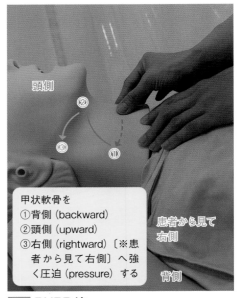

頭側

甲状軟骨を
① 背側（backward）
② 頭側（upward）
③ 右側（rightward）〔※患者から見て右側〕へ強く圧迫（pressure）する

患者から見て右側

背側

図7 BURP法

上級者の思考回路

　術者に声帯を見えやすくするには「BURP 法」という手技を試みることができます。術者が喉頭展開した際に、主に介助者が甲状軟骨を背側（backward）、頭側（upward）、患者の右側（rightward）〔※患者から見て右側〕へ圧迫する（pressure）手技です[3]（図7）。似たような手技に、胃の中に内容物がたくさん残っているため挿管時誤嚥リスクがある場合に行う「Sellick 法」があり、こちらは輪状軟骨を押して食道を圧迫する手技を指します。「Sellick 法」は換気の妨げや挿管チューブの挿入を遅らせる可能性があると示唆されたことから、心停止時などにルチーンで使用することは推奨されていません[4]。

　介助者は術者が何を求めて指示を出しているのかを理解し、わからなければ確実に確認し、適切な手技で、正しい介助をすることが大切です。

　また、ほかにも術者の視野を確保する方法として、
・患者の右口角を広げて物理的に術者の視野を広げることで声帯を捉えやすくする（図8）
・口腔内が見えにくそうならライトを当ててみる
・痰や口腔残渣がまだありそうなら吸引を提案してみる
など、術者の動向を確認しながら臨機応変に介助しましょう。

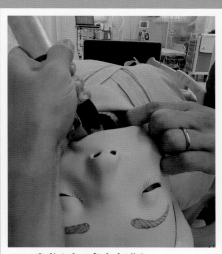

図8　患者の右口角を広げる

上級者の視点をモノにするエッセンス

● 術者の状況を把握し、挿管しやすい状況を作り出せるようにしていく。

● 気道挿管行為を繰り返すと上気道の浮腫などが生じる場合がある。2～3回トライしても難しいようなら、状況によっては挿管の中止や術者の交代、器具の変更を考える。ビデオ喉頭鏡やラリンゲルマスク、輪状甲状間膜穿刺器具などが使われる可能性もある。

● 気道確保が困難なことによって起こる、心肺停止や低酸素血症、気道損傷、予期せぬ外科的気道確保を減らすことはとても重要である[5]。迅速で、安全・確実な挿管ができるよう、術者・介助者は共に危険の予測やその可能性を認識し、臨機応変な対応を目指す。

引用・参考文献
1. 日本救急医学会 ICLS コース企画運営委員会 ICLS コース教材開発ワーキンググループ編. "気管挿管の準備と介助". 改訂第5版. 日本救急医学会 ICLS コースガイドブック. 畑田剛監修. 東京, 羊土社, 2022, 81-9.
2. 厚生労働省. 新型コロナウイルス感染症（COVID-19）診療の手引き. 第10.0版. 2023年. https://www.mhlw.go.jp/content/001136687.pdf［2024.3.4］
3. 楠真二ほか. "救急手技・処置：気管挿管". 救急診療指針. 改訂第5版. 日本救急医学会監修. 東京, へるす出版, 2018, 124.
4. American Heart Association. "一般概念". BLS ヘルスケアプロバイダー受講者マニュアル AHA ガイドライン 2010 準拠. 東京, シナジー, 2011, 5.
5. 田戸朝美ほか. "気管挿管と外科的気道確保の実際". 救命救急ディジーズ：疾患の看護プラクティスがみえる. 山勢博彰ほか編. 東京, Gakken, 2015, 315-7.

伊澤綾子

② 気管チューブの管理

　気管チューブは、気道確保および呼吸管理において重要です。さらに、留置された気管チューブは患者にとって「命綱」となります。そのため、気管チューブの固定や管理においては、細心の注意と技術が必要となります。

　本稿では気管チューブの管理に関して解説します。

気管チューブの固定 [1, 2]

　気管チューブの固定には、①テープによるものと②固定器具を使用したものとがあり、それぞれにメリットとデメリットがあります（表1）。

　また気管チューブの固定は、位置異常や計画外抜管を予防するためにも、必ず2人以上で行います。

表1 気管チューブのテープ固定と固定器具による固定との比較

	テープ	固定器具 （アンカーファスト）
交換頻度	1〜2回／day	1回／week 程度
固定部のスキントラブル	・粘着力が高く、表皮剥離が発生しやすい ・口角にスキントラブルが発生しやすい	フレックステンド皮膚保護剤を貼付するため、皮膚に優しい
口腔ケアの行いやすさ	バイトブロックを外さなければならず、口腔内を観察しにくい	口腔内を観察しやすく、口腔ケアがしやすい
バイトブロックによる違和感	・大きい ・バイトブロックの圧迫によって、舌や口唇に潰瘍が発生することがある	少ない
値段	安価	2,300 円程度／個

テープによる固定

頬骨から下顎へ 4 点固定を行う方法（図1）

①固定テープ（30cm 程度に切ったもの）を 4 本準備します。

②気管チューブの固定位置を口角で確認します。

③口周囲の皮膚を観察します。

④頬骨からテープを貼付し、気管チューブに 2 回巻きつけて同側の下顎へ固定します。これを両側行います。

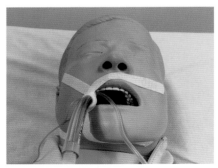

図1 テープによる固定

⑤バイトブロックを挿入し、④と同じく頬骨からバイトブロックにテープを 2 回巻きつけ、同側の下顎へ固定します。

アンカーファストによる固定

本体の装着 ▶WEB動画

①アンカーファスト、外挿式バイトブロック（ストリームガード）、5〜6cm 程度に切ったテープを準備します。

②気管チューブの固定位置を口角で確認します。

③口周囲、頬の皮膚を観察します。

④ネックストラップの面のファスナーを外します。

⑤左右の 2 つの皮膚保護剤パッドから剥離紙を剥がします。

⑥皮膚保護剤パッドを後ろに反らせ、リップスペーサーがちょうど上唇の上の皮膚に軽く触れるように置いて位置を決めます。

⑦両方の皮膚保護剤パッドを皮膚によく付着するまでしっかり押し付け、保持します。約 30 秒間そのままにします。

気管チューブの固定 ▶WEB動画

①シャトルクランプの両側のタブをつまみ、内側に押さえたままトラックレール上を移動させ、気管チューブのちょうど真上にくるようにします。

②チューブストラップの剥離紙を剥がし、粘着剤を露出させます。

③気管チューブの表面がよく乾いて汚れがないことを確認します。チューブ保持クランプの裏側にあるトゲ形状の滑り止め用グリップの下に気管チューブを置き、気管チューブの周りをしっかりと巻き、チューブストラップ内にほかのチューブが入らないようにします。

④残りの部分を引っ張ってチューブ保持クランプの上に置き、上蓋をパチンと閉じて、チューブストラップを固定します（カチッという音がするまで）。

ネックストラップの調整

①ネックストラップを首に巻き、片方の端を皮膚保護剤パッドの上にあるプラスチックループに通して、面ファスナーを仮止めします。

②ネックストラップに緩みやたるみが出ないように調整し、左右の面ファスナーを均等に締めます。首とネックストラップの間に指が2本入る程度の遊びがあることを確認します。

維持管理

・気管チューブを定期的に移動させる場合には、シャトルクランプの両側にあるタブをつまんだまま内側に押さえるとロックが外れ、気管チューブをトラックレールに沿って左右いずれの方向へも動かすことができます。

・圧迫やせん断力による口唇や皮膚の損傷を避けるため、少なくとも2時間に一度、または症状によっては必要に応じて頻繁に気管チューブを左右方向に位置変更します。

気管チューブの管理

気管チューブの位置確認

　左右どちらかの口角から、何cmの所にあるかを確認します。また口腔内でチューブがたわんでしまうこともあるため、口腔内の観察も行います。さらに、気管チューブが適切な位置（気管分岐部より2〜3cm上）にあるか、両肺の呼吸音の聴取だけではなく、胸部X線画像を確認します（図2）。

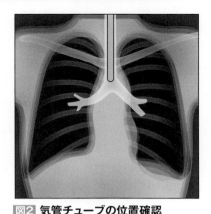

図2 気管チューブの位置確認
気管分岐部より2〜3cm上で固定されていることを確認する

気管チューブの計画外抜管予防

　体位変換やベッド移動などの処置は、計画外抜管のリスクが高い状況です。体位変換やベッド移動時は必ず気管チューブを把持し、計画外抜管を予防します。さらに、これらを実施後は気管チューブの位置を確認しましょう。

カフ圧管理 [3]

　気管支粘膜の血流圧は 25〜35mmHg（32〜45cmH$_2$O）です。この圧以上にカフ圧を管理すると、気管支粘膜の壊死や肉芽・潰瘍形成が 48 時間以内に起きる危険があります。定期的にカフ圧を測定する必要があります。

こんなときはどう考える? どうケアする?

現場のQ1

気管チューブの狭窄・閉塞

　気管チューブの狭窄・閉塞は、①粘稠度の高い喀痰がチューブ内に貯留したり、②気管チューブの留置が長期化し、チューブの内腔に喀痰がこびりつくことによって生じます。この徴候と危険な徴候は表2のとおりです。
　気管チューブが狭窄または閉塞した場合、どのように対応すればよいでしょうか。

気管チューブ狭窄・閉塞時の対応 [4]

人員の要請と物品の準備

　気管チューブの閉塞の所見や症状を認めた際は、人員を集め、救急カートの準備を依頼します。さらに、医師への報告を行います。

表2 気管チューブの狭窄・閉塞の徴候と危険な徴候

気管チューブ狭窄・閉塞の徴候
・人工呼吸器の最高気道内圧の上昇
・一回換気量の減少
・経皮的動脈血酸素飽和度（SpO_2）の低下
・呼気終末二酸化炭素分圧（$ETCO_2$）の上昇または波形や値が出ない
・動脈血二酸化炭素分圧（$PaCO_2$）の上昇
・呼吸数の増加
・気管吸引時の吸引チューブの抵抗、吸引チューブ外側に喀痰がこびりついている
・バッグバルブマスクでの加圧に抵抗がある
気管チューブ狭窄・閉塞の危険な徴候
・吸気努力による陥没呼吸（胸郭上窩、鎖骨上窩、肋間）
・胸鎖乳突筋の緊張
・頻脈
・シーソー呼吸（吸気時に胸が下がり、腹部が膨らむ）
・胸郭運動の左右差
・鼻翼の開大

気管吸引

人工呼吸器を装着している場合は、酸素100％キャリブレーションを行い、低酸素血症を回避できるようにします。気管チューブの挿入長と同等以上に吸引チューブを挿入できるか、吸引チューブ挿入時の抵抗を確認します。

気管支鏡の準備と実施

気管支鏡によってチューブ内の観察や喀痰の吸引を試みます。吸引チューブでは届かない末梢に貯留している喀痰の吸引が可能です。

気管チューブの入れ替え

気管チューブ内腔の狭窄を認めた場合は、チューブエクスチェンジャーを使用して入れ替えを行います。チューブエクスチェンジャーはチューブを入れ替える際のガイドの役割を果たします。さらに気管チューブが入らなかった場合に、酸素投与を行うことができます。

気管チューブの狭窄・閉塞を予防する看護ケア [4]

加湿を適切に行う

　気管吸引時など、喀痰の性状や量を観察し、加湿が適切かを検討します。さらに、発熱や脱水に伴って喀痰の粘稠度も高くなるため、患者の水分出納バランスを確認します。喀痰の粘稠度が高い場合には、人工呼吸器回路を人工鼻から加温加湿回路へ変更することや、去痰薬の必要性に関して医師と検討する必要があります。

排痰を促す

　呼吸音を聴取し、喀痰の貯留の有無を確認します。喀痰の貯留に伴い、副雑音が聴取されます。喀痰の貯留している部位が上になるように体位を調整することによって、喀痰がドレナージされ、吸引しやすくなります。患者の状態に合わせて、体位ドレナージ実施や体位を検討します。

現場の Q2 　自己抜管・事故抜管

　気管チューブの自己抜管・事故抜管は、低酸素血症の合併症を引き起こし、生命に関わるおそれがあるため、予防的介入が必要です。自己抜管の可能性の高い患者の状態は 表3 のとおりです。
　自己抜管・事故抜管が起こった場合、どのように対応すればよいでしょうか。

表3 自己抜管の可能性の高い患者の状態

・鎮痛・鎮静管理ができていない
・せん妄状態、あるいは精神疾患がある
・興奮状態、見当識障害がある
・身体抑制が緩みやすい
・不眠、昼夜逆転など睡眠状態が悪い

自己抜管・事故抜管への対応 [5)]

対応の流れは以下です。

・気管チューブの計画外抜管（自己抜管・事故抜管）を発見したら、速やかに応援を要請、医師へ報告します。

・自発呼吸の有無を観察し、バッグバルブマスクで酸素投与を行います。自発呼吸がない場合は、気道確保を行い、酸素投与を行います。

・SpO_2、呼吸数、呼吸音の聴取を行い、気道狭窄、蓄痰の有無を観察します。

・救急カートを準備し、気道浮腫、上気道閉塞があれば緊急挿管、緊急気管切開を行うため、処置の準備を行います。気道が開通しており、自発呼吸がしっかりとあれば、高濃度酸素吸入が必要かを確認します。

　自己抜管・事故抜管直後は自発呼吸を認め、呼吸状態が安定していることもありますが、呼吸筋疲労により自発呼吸が減弱することがあるため、経時的に観察を行っていく必要があります。呼吸数や胸郭の動き、呼吸補助筋の使用の有無を観察し、呼吸状態が安定しているかを確認します。自発呼吸が不安定な場合は、非侵襲的陽圧換気（NPPV）や気管挿管の使用をアセスメントします。

気管チューブの計画外抜管を予防する看護ケア [5)]

予防のためのケアの流れは以下です。

・気管挿管中であることを患者へ説明し、現状認識を促します。

・鎮痛・鎮静の状態を RASS（Richmond Agitation-Sedation Scale）や CPOT（Critical-Care Pain Observation Tool）、BPS（Behavioral Pain Scale）を用いて評価し、鎮静深度の目標を医療従事者間で共有します。

・身体抑制の必要性をアセスメントします。

・気管チューブの固定に緩みがないか、テープの浸軟、剝がれがないかを観察します。

・体位変換時や離床時はチューブをしっかりと固定、把持します。

　日本呼吸療法医学会の『人工呼吸中の鎮静のためのガイドライン』では、自己（事故）抜管の予防策として、以下の4つの方法が挙げられています [6)]。

①あらかじめ人工呼吸管理が必要であることがわかっている場合には、事前に患者と家族に鎮静と身体拘束の必要性について説明し、同意を得ておく。緊急の場合においても処置後に家族に説明する。

②気管チューブの自己（事故）抜管の危険性を予測するために、患者がせん妄状態にあるかど

うか評価する。患者の状態に合わせた身体拘束方法を選択する。気管チューブが不要になった場合は、早期に抜管すると同時に身体拘束も解除する。

③気管チューブの固定を確実に行うため、1日1回は医師または看護師2人以上でテープの固定を行うのが望ましい。再固定を行う際は、チューブの挿入の長さ、チューブの太さ、カフ圧を確認し、記載しておく。

④自己（事故）抜管後の環境整備として、チューブ抜管後の標準対応マニュアルを作成する。また、医療スタッフへの身体拘束やチューブ管理に関する研修を実施する。

上級者の思考回路

・気管チューブの位置は日々浅くなっていくものです。胸部X線画像を確認し、気管チューブが適切な位置にあるかを確認することが重要です。
・患者の状態によって、固定方法を選択し、適切な管理が求められます。
・喀痰の性状や水分出納バランスを含め、呼吸状態をモニタリングし、気管チューブの閉塞徴候がないかを観察することが必要です。
・自己抜管・事故抜管を予防するため、日々患者へ現状の説明を行います。適切な鎮痛や鎮静を図ると同時に、ケア実施時は細心の注意を払って、気管チューブの管理を行うことが必要です。

まとめ

　気管チューブの管理は患者の生命を左右し、呼吸管理を行う上で非常に重要です。また、呼吸に関する情報を的確に、そしてタイムリーにアセスメントし、さまざまな場面に対応できるように日ごろから予測したケアが必要となります。

引用・参考文献
1. アルケア株式会社. チューブ・ライン固定用品 気管内チューブ固定：アンカーファスト. https://www.alcare.co.jp/medical/product/nursing/tube-line-fixing/anchorfast.html［2024.3.4］
2. アルケア株式会社. アンカーファスト添付文書. https://www.alcare.co.jp/medical/product/docs/anchorfast_t_2012.pdf［2024.3.4］
3. 3学会合同呼吸療法認定士認定委員会. 第22回3学会合同呼吸療法認定士認定講習会テキスト. 3学会合同呼吸療法認定士認定委員会テキスト編集委員会. 2017, 307p.
4. 道又元裕 監修. すごく役立つ 急性期の呼吸管理. 東京, Gakken, 2020, 98-101.
5. 山田京志 監修. はじめてでもよくわかる! 人工呼吸管理&ケア. 東京, 西東社, 2015, 208-10.
6. 日本呼吸療法医学会 人工呼吸中の鎮静ガイドライン作成委員会. 人工呼吸中の鎮静のためのガイドライン. 2007. https://square.umin.ac.jp/jrcm/contents/guide/page03.html［2024.3.4］

菅沼洋平

3 気管切開チューブの管理

気管切開チューブの種類と特徴

　気管切開チューブは、カフの有無や単管か複管か、側孔の有無など、患者の使用目的に合わせて多くの種類があります。本稿では、主な気管切開チューブの構造と特徴について紹介します。

単管式カフ付き気管カニューレ（図1）

　広く臨床で用いられている気管切開チューブで、成人の人工呼吸管理中のエアリークを予防し陽圧換気が可能です。カフがあることで気道分泌物の気管への垂れ込みを予防できるため、誤嚥のリスクがある場合に使用します。またカフ上部吸引チューブが付いたものは、カフ上の貯留液を吸引することができます。

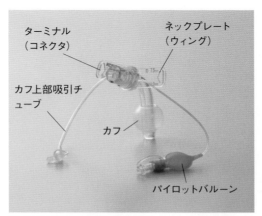

図1　単管式カフ付き気管カニューレの構造と名称
［画像提供：株式会社高研］

複管式カフ付き気管カニューレ

　複管式は内筒と外筒の二重構造となっており、気道分泌物が多く気管切開チューブ閉塞のリスクがある場合に使用します。内筒を取り外して洗浄することができます。

　スピーチカニューレ使用時の空気の流れを図2に示します。

側孔（発声機能）

　スピーチカニューレはカニューレ弯曲部に側孔（穴）があり、専用のスピーチバルブを装着することで発声が可能になります。スピーチバルブは一方弁となっており、吸気時は気管切開孔から空気が入り、呼気時は側孔から空気が抜けて声帯が震えることにより発声できる仕組みになっています。

　スピーチカニューレは単管式と複管式の2種類があります。複管式は外筒のカニューレ弯曲部に側孔がありますが、内筒を挿入すると側孔が閉じるため一般的なカニューレとして使用することもできます。スピーチカニューレとして使用したい場合は、内筒を外して専用のスピーチバルブを装着することにより、呼気が上気道に流れ発声を可能にします。

　気管切開チューブは種類により吸気、呼気の流れが変わります。患者に使用している気管切開チューブの種類やサイズ、それを選択した理由を情報共有することが大切です。

ⓐ通常のカニューレの空気の流れ

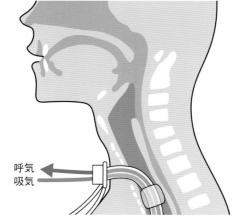

ⓑスピーチカニューレ使用時の空気の流れ

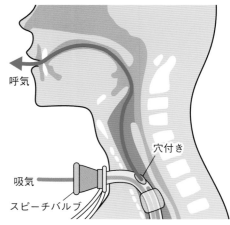

図2 スピーチカニューレ使用時の空気の流れ

気管切開患者の看護

気管切開チューブの管理

使用している気管切開チューブの種類とサイズ、交換時期の確認、定期的なカフ圧の調整、緊急時、交換用気管切開チューブの準備

　気管切開チューブは、現在のサイズと1サイズ小さいものを準備しておきます。その際、製品によりサイズ表示などの表記が異なるため注意する必要があります。特に他院で気管切開をした場合は、院内で使用している気管切開チューブと製品が異なることが多いです。サイズ表示の数字のみで判断するのではなく、ID（内径）、OD（外径）の表示を確認しましょう（図3）[1]。

観察ポイント

皮下気腫

　空気が皮下に漏れて皮下気腫を形成することがあります。気管切開直後は特に注意し、握雪音の有無などを触知します。

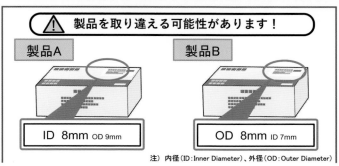

● サイズ表示の数字のみで使用する製品を判断しないこと。

⚠ 製品を取り違える可能性があります！

製品A　ID 8mm OD 9mm

製品B　OD 8mm ID 7mm

注）内径（ID：Inner Diameter）、外径（OD：Outer Diameter）

図3 **気管切開チューブのサイズ表示について**（文献1より転載）

出血

　気管切開術後は切り込みガーゼを使用するためガーゼの汚染状況を確認し、出血が多い場合は医師に報告します。

　気管切開術後に生じる予後不良な合併症で、気管腕頭動脈瘻があります。気管前壁からの出血の場合は、背部に腕頭動脈が走行していることがあり、瘻孔を形成すると大量出血します。気管切開孔からの拍動性出血で発見されます。

感染徴候の有無（発赤・腫脹・熱感・疼痛・排膿）

　気管切開孔が唾液や分泌物により浸軟することがあります。そのためカフ上部吸引チューブがついている場合は、カフの上部に貯留した分泌物をこまめに吸引して除去することが大切です。

皮膚障害の有無（潰瘍・びらん・表皮剝離）

　長期間の気管切開チューブの留置により皮膚障害が起こることがあります。注意深く観察し、皮膚トラブルが起きないようケアすることも大切です。

気管切開チューブの固定

　気管切開チューブの固定方法には、綿紐で固定する方法と専用の固定バンドを使用する方法があります。気管切開孔が完成するまでは、伸縮性のない綿紐で固定します。

●**綿紐による固定**（図4）

　綿紐による固定は、気管切開チューブの可動性を少なくすることができます。硬く細く接地面が小さいため、皮膚障害を防ぐためにガーゼや皮膚保護剤を使用します。結び方は原則団結びとし、頸部と綿紐の間は指1～2本程度入る程度に調節します。

●**固定バンドによる固定**（図5）

　綿紐に比べて固定が容易であり、首の太さに合わせてマジックバンドで調整することができます。また綿紐に比べて伸縮性があり、接地面が幅広いため皮膚障害は起こりにくいです。しかし繰り返しの使用で、マジックバンドの部分が弱くなり、固定が緩みやすくなるため注意が必要です。

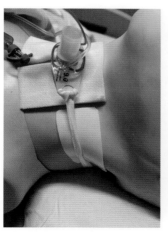 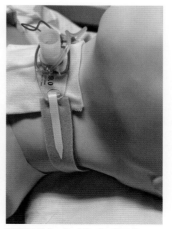

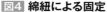

図4 綿紐による固定　**図5 固定バンドによる固定**

消毒とガーゼ交換

　気管切開術後は出血や滲出液の吸収のため、切り込みガーゼで保護します。唾液や分泌物によりガーゼは汚染されやすいため、毎日消毒して交換します。気管切開孔が安定していれば継続してガーゼを使用する必要はなく、消毒よりも清拭をして皮膚を清潔に保ちます。

注意：交換は二人で行うこと

　気管切開固定具の交換は二人で行い、気管切開チューブが抜けないよう一人が保持します。

こんなときはどう考える？ どうケアする？

現場の Q1　**気管切開チューブ交換の介助に初めてつきます。何に注意すればよいですか？**

表1 気管切開チューブの交換手順

①カニューレ交換による誤嚥のリスクを抑えるため、6時間前より絶飲食とする。
　体位は枕やタオルを使用し、頸部を伸展させた体位に整える。
②新しい気管切開チューブのカフに損傷がないかエアを注入して確認する
③確認後カフ内のエアを完全に抜き、先端に潤滑薬を塗布する
④カフ上部、口腔内、気管切開チューブ内を吸引する
⑤古い気管切開チューブのカフを抜きカニューレを抜去する
⑥新しい気管切開チューブを挿入し、スタイレットを抜去する
⑦カフをシリンジで注入し、固定用綿紐または固定バンドで固定する
⑧カフ圧計でカフを 30mmH$_2$O に管理する
⑨呼吸状態やバイタルサインを確認する

気管切開チューブ交換介助のポイント

　気管切開後、気管切開孔は1週間程度で形成され、2週間程度で完成します。そのため初回交換は、術後1～2週間以降に行われることが多いです。

　交換は表1の手順で行います。2回目以降のチューブ交換は、瘻孔化していれば「2～4週間程度」で定期的に交換するのが一般的とされています。分泌物の貯留による内腔の狭窄や患者のライフスタイルに応じた気管切開チューブを選択します。

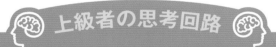

気管切開チューブ交換後は、呼吸状態の観察、気管支鏡での位置確認（気管分岐部の確認）、吸引カテーテル挿入時の抵抗の有無、カプノメーターでの呼出曲線の正常確認など、気管切開チューブの位置確認を複数の方法で行うことが大切です。

上級者の視点をモノにするエッセンス

● 気管切開孔は2週間程度で完成するため、初回交換は術後1～2週間以降に行われる。
● 気管切開チューブ交換後は、チューブの位置確認を複数の方法で行うことが大切である。
● 2回目以降は患者のライフスタイルに応じた気管切開チューブを選択する。

> **現場の Q2**
>
> 気管切開チューブから気管吸引を行うと、吸引カテーテル挿入時に抵抗を感じます。考えられることは何ですか?

考えうる原因と対応

粘稠な気道分泌物の貯留や肉芽の形成

粘稠な気道分泌物の貯留や肉芽の形成が考えられ、これらは狭窄音の聴取、吸引チューブ挿入時の挿入不良や抵抗により発見されることが多いです。医師に報告し、気管支鏡検査が可能であれば気管切開チューブ内腔を確認します。

● **気道分泌物の貯留による閉塞、狭窄**

粘稠な気道分泌物貯留による閉塞や狭窄の場合は、加温・加湿を徹底するか複管式カニューレへの変更を検討します。特に気管切開患者に酸素投与を行う際は、吸入ガスが直接気管内に流入するため、気管挿管下と同様に加湿を行う必要があります（図6）[2]。

複管式カニューレは内筒を取り外して専用のブラシを使用し、カニューレ内部の分泌物を除去することで閉塞を予防することができます。（図7）

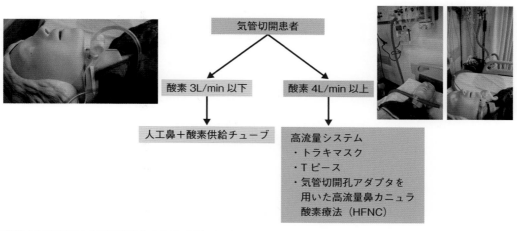

図6 気管切開患者の酸素投与と加湿方法（文献 2 を参考に作成）

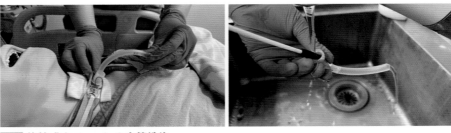

図7 複管式カニューレの内筒洗浄

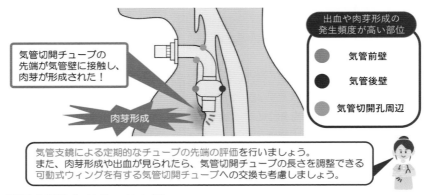

出血や肉芽形成の
発生頻度が高い部位

● 気管前壁

● 気管後壁

● 気管切開孔周辺

気管切開チューブの
先端が気管壁に接触し、
肉芽が形成された！

肉芽形成

気管支鏡による定期的なチューブの先端の評価を行いましょう。
また、肉芽形成や出血が見られたら、気管切開チューブの長さを調整できる
可動式ウィングを有する気管切開チューブへの交換も考慮しましょう。

図8 **肉芽形成**（文献 1 より転載）

●肉芽形成による閉塞、狭窄

　気管切開チューブの接触が原因で肉芽を形成することがあります（**図8**）[1]。気管切開チューブ交換後に生じること多く、カニューレのサイズや留置方法を検討する必要があります。

気管切開チューブの迷入や逸脱

　気管切開チューブの迷入や逸脱により、吸引カテーテル挿入時に先端が壁に当たる感覚を感じることがあります（**図9**）[3]。

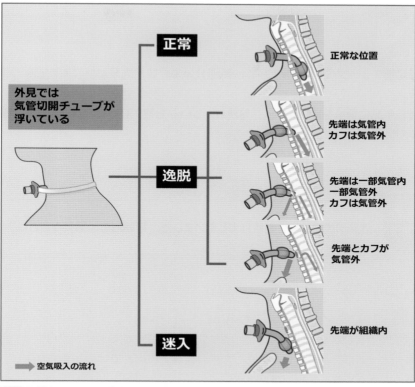

図9 気管切開チューブの迷入と逸脱（文献3より転載）

図内ラベル：
外見では気管切開チューブが浮いている

正常 — 正常な位置

逸脱 — 先端は気管内 カフは気管外

先端は一部気管内 一部気管外 カフは気管外

先端とカフが気管外

迷入 — 先端が組織内

➡ 空気吸入の流れ

上級者の思考回路

　気管切開チューブの逸脱や迷入は早期に察知することが大切であり、ほかに表2の所見があります。

　気管切開チューブの逸脱・迷入の発見の遅れは、換気不能により窒息状態になります。また逸脱・迷入した気管切開チューブから陽圧換気を行うことで、皮下気腫や緊張性気胸を発症します。狭窄や閉塞、逸脱や迷入が疑われる場合は、医師に報告し気管切開チューブ交換の準備を進めます。

表2 気管切開チューブ迷入・逸脱の所見

- 吸引カテーテル挿入時に気管切開チューブ先端付近で壁に当たる感覚がある
- 吸引時に咳嗽反射が消失しており吸痰ができない
- 呼気 CO_2 の波形が正常の矩形波でない
- 人工呼吸管理下では、換気量低下などのアラームが鳴る
- 気管切開チューブが浮いておりカフが見えている

上級者の視点をモノにするエッセンス

● 気管切開チューブのトラブルとして、気道分泌物貯留や肉芽形成による閉塞、狭窄がある。

● 気管吸引時に抵抗を感じるなど「何かおかしい」と察知した場合は、医師に報告し早期に対応する。

現場の Q3 気管切開チューブが抜けてしまいました。初期対応で必要なことは？

気管切開チューブの計画外抜管を発見したら

気管切開チューブの計画外抜管を発見した場合、以下の流れで対応します。

①自発呼吸の有無を確認し応援を呼びます。

②医師が到着するまで初期対応を行います。

●自発呼吸がある場合

口と気管切開孔の両方から酸素投与を行います。

●自発呼吸がない場合

喉頭気管分離をしていない、いわゆる一時的気管切開の場合は、気管切開孔をガーゼまたは指で押さえながら口にジャクソンリースやバッグバルブマスクを当てて換気します。

喉頭気管分離（永久気管孔造設）をしている場合は、気管切開孔で呼吸（吸気、呼気）するため、気管切開孔にジャクソンリースやバッグバルブマスクを当てて換気します。

③医師到着後は、指示に従い気管切開チューブ交換の準備を進めます。

気管切開術早期（約2週間程度）は、瘻孔形成されておらず再挿入が極めて困難となるため、経口挿管用の気管チューブも準備しておきます。

一時的気管切開と永久的気管切開（永久気管孔）

●一時的気管切開

上気道閉塞や呼吸不全、意識障害など一時的な要因により気管切開を必要とする際に行います。患者の回復により気管切開チューブを除去すれば気管切開孔を閉鎖することができます。

●永久的気管切開（永久気管孔）

　咽頭・喉頭腫瘍による切除、難治性の神経筋疾患による誤嚥など、気管切開を必要とする病態に伴う要因の除去が見込めない場合に選択されます。分離した気管粘膜を皮膚と縫合するため自然閉鎖は不可能です。

上級者の思考回路

　気管切開チューブの計画外抜管は、体位交換時に呼吸器回路の重みなどにより、気管切開チューブに張力が加わることにより発生します。そのため固定が緩んでいないか、移動や体位交換時に無理な張力が加わっていないか確認します。計画外抜管の初期対応については、事前に患者がどのようなカニューレを使用し、吸気と呼気の流れがどうなっているのかを確認し、緊急時の対応をあらかじめ考えておくことが大切です。特に永久気管孔を造設している場合は、口からの酸素化はできないため事前の情報共有が緊急時の重要なポイントとなります。

上級者の視点をモノにするエッセンス

- ●計画外抜管は迅速かつ適切な対応が求められるため、万全の準備を行い緊急時の対応を症例ごとにイメージしておくことが必要である。
- ●計画外抜管発生時は、口と気管切開孔の両方から酸素投与を行う。
- ●気管切開術早期（約2週間程度）は、瘻孔形成されていないため再挿入が極めて困難となる。

引用・参考文献
1. 独立行政法人 医薬品医療機器総合機構（PMDA）. 気管切開チューブの取扱い時の注意について（その2）：PMDA医療安全情報　No.66（2023年10月）. https://www.pmda.go.jp/files/000265043.pdf [2024. 3. 31]
2. 吉岡真弓. "気管挿管、気管切開患者の酸素療法". ココだけ・コレだけ・だれでもわかる酸素療法. 尾野敏明監修, 東京, Gakken, 2023, 66.
3. 医療事故調査・支援センター（一般社団法人 日本医療安全調査機構）. 医療事故の再発防止に向けた提言 第4号：気管切開術後早期の気管切開チューブ逸脱・迷入に係る死亡事例の分析（2018年6月）
4. 木下佳子ほか編. いざというとき困らない! 人工呼吸器・気管切開まるわかり. 東京, 照林社, 2019, 76-109.
5. 安達一雄ほか. 誤嚥防止手術後のマネジメント. 嚥下医学. 2（1）, 2013, 10-4.
6. B A McGrath編. 気管切開 包括的ケアマニュアル. 藤澤美智子ほか監訳, 東京, メディカル・サイエンス・インターナショナル, 2023, 192p.

吉岡真弓

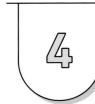

気管吸引

気管吸引は医療機関において看護師、臨床工学技士、理学療法士、作業療法士、言語聴覚士が診療の補助として実施可能な医行為であり、適切に実施した場合、患者の呼吸状態の改善が期待できます。一方で、気管吸引は診療の補助のうち最も侵襲的な医行為の一つであり、多様な合併症（表1）[1] が危惧されることから、『気管吸引ガイドライン 2013』[1] ではアセスメントに基づいた気管吸引の実施を強調しています。

今回、筆者らは『気管吸引ガイドライン 2023』[2] の作成に携わりました。10 年ぶりに改訂された気管吸引ガイドラインは、科学的根拠に基づき系統的な手法により作成されました。本稿では、人工気道を有する成人に対する気管吸引の診療フロー（図1）[2] のうち「①実施前の評価と適応」「④物品の準備と選択」「⑤実際の気管吸引手技」における主な推奨について、CQ1-2、4-1、5-1 を取り上げ解説します。

こんなときはどう考える? どうケアする?

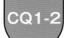 **CQ1-2** 気管吸引は定期的に行うか、必要時のみ行うか?

必要時のみに行うことが弱く推奨されている

気道分泌物の貯留は、気道狭窄や気道閉塞、無気肺などを引き起こし、呼吸仕事量や呼吸困難の増悪、肺胞でのガス交換能の低下を生じさせます。このような呼吸状態悪化に関連する気道分泌物は気管吸引によって除去することが望ましいですが、気管吸引の実施頻度やタイミングについては判断に迷うところです。

ランダム化比較試験（randomized controlled trial：RCT）を対象にしたシステマティックレビューの結果、必要時のみの気管吸引の実施は定期的な実施と比較して、死亡率、人工呼吸

表1 **気管吸引による主な合併症** （文献1を参考に作成）

①気管や粘膜などの損傷、出血	⑧嘔吐
②低酸素症・低酸素血症	⑨気管支攣縮（喘息発作）
③不整脈・心停止	⑩不快感・疼痛
④徐脈・頻脈	⑪肺炎
⑤血圧変動・循環不全	⑫無気肺
⑥呼吸停止	⑬頭蓋内合併症（頭蓋内圧上昇、脳内出血、脳浮腫増悪など）
⑦咳嗽による疲労	⑭気胸など

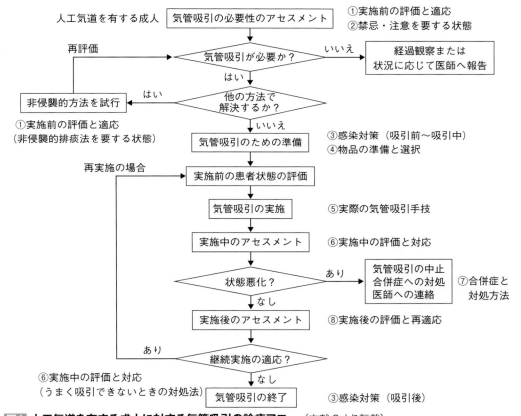

図1 **人工気道を有する成人に対する気管吸引の診療フロー** （文献2より転載）

器装着期間、在院期間には差を認めないものの、気道出血や酸素化低下、循環パラメータの変化が有意に少ないことが示されました。そのためガイドラインでは、気管吸引は定期的に行うよりも必要時のみに行うことを弱く推奨しています（エビデンスレベルⅡ、推奨度B）。

　気管吸引が必要となる気道分泌物貯留の徴候についてはさまざまありますが、人工呼吸器のグラフィックモニターのフロー（流量）波形における「鋸歯状波形（のこぎり波形）の出現」、

表2 気管吸引で除去可能な気道分泌物貯留を示唆する徴候（文献3を参考に作成）

	鋸歯状波形 （のこぎり波形）の出現	副雑音の聴取	鋸歯状波形と 副雑音の両方
感度	0.82	0.66	0.59
特異度	0.70	0.74	0.96
陽性的中率	0.80	0.78	0.96
陰性的中率	0.73	0.60	0.62

ロンカイ（rhonchi）（連続性低音性ラ音）やコースクラックル（coarse crackles）（断続性低音性ラ音）といった「副雑音の聴取」が特に関連を認めるとする報告があります[3]。表2[3]における陽性的中率の通り、「鋸歯状波形（のこぎり波形）の出現」を認めた場合には80%の確率で、「副雑音の聴取」を認めた場合には78%の確率で除去可能な気道分泌物貯留が存在していることが示されています。

上級者の思考回路

　気管吸引は必要時のみ行うことが基本ですが、表2[3]における陰性的中率の通り、「鋸歯状波形（のこぎり波形）と副雑音の両方」の徴候を認めない場合には62%の確率で気道分泌物貯留が存在していないことが示されています。これは言い換えると、徴候を認めなくても約4割の患者には気道分泌物貯留が存在している可能性を示唆しています。特に深鎮静状態や意識障害によって咳嗽反射が弱い患者や、気道分泌物の粘性が強い患者はこれらの徴候を認めにくいことが予測されます。そのため、気道の狭窄・閉塞を予防または早期発見するには、気道分泌物貯留の徴候を認めなかったとしても、1日または勤務帯に1回は気管吸引を行うという方針を示しておくことも必要かもしれないと考えます。

CQ4-1　気管吸引は開放式で行うか、閉鎖式で行うか？

閉鎖式で行うことが弱く推奨されている

　閉鎖式吸引と開放式吸引は一般的に実施されている気管吸引法ですが、目の前の患者に対し

てどちらの方法を選択するのかについては判断に迷うところです。システマティックレビューの結果、閉鎖式吸引は開放式吸引と比較して、死亡率、在院期間、人工呼吸器装着期間、吸引可能な気道分泌物の量に明らかな差は認めないものの、人工呼吸器関連肺炎（ventilator-associated pneumonia；VAP）の発生率を低下させる効果や、吸引に伴う酸素飽和度低下、心拍数増加や不整脈などの循環動態変化を予防する効果を示唆する複数の研究が抽出されました。そのためガイドラインは、気管吸引は開放式で行うよりも閉鎖式で行うことを弱く推奨しています（エビデンスレベルⅠ、推奨度B）。

上級者の思考回路

一つひとつの研究に着目すると、より精緻なアセスメントによる吸引法の判断が可能になります。呼気終末陽圧（PEEP）が11cmH$_2$O程度での人工呼吸管理を行う肺コンプライアンスの低い患者を対象にした研究では、図2[4]に示す通り、閉鎖式吸引では経皮的動脈血酸素飽和度（SpO$_2$）と肺容量共に吸引後の低下を認めませんでしたが、開放式吸引では両方共に吸引後の低下を認めました[4]。一方で、吸引可能な気道分泌物の量については、PEEP 3cmH$_2$O程度で管理する患者では差はありませんでしたが[5]、PEEP 10cmH$_2$O程度で管理する患者では開放式吸引の方が有意に多かったとする報告があります[6]。そのため、高いPEEPで管理する肺傷害の強い患者では、酸素化維持や肺保護の観点から閉鎖式吸引が基本的には好ましいですが、気道分泌物の迅速かつ効率的な除去が益に資する状況下においては開放式吸引を行うことを考慮してもよいと考えます。

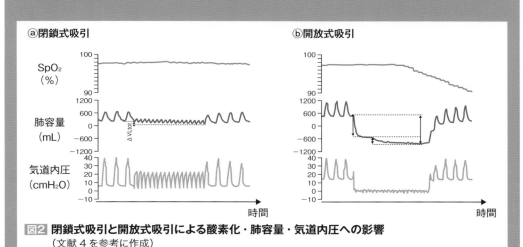

図2 閉鎖式吸引と開放式吸引による酸素化・肺容量・気道内圧への影響
（文献4を参考に作成）

気管吸引前に肺加圧（hyperinflation）を行うか？

気管吸引前の肺加圧をルチーンに行わないことが 弱く推奨されている

　気管吸引前の肺加圧（hyperinflation）は、酸素化や気管分泌物の移動などの観点から実施されますが、安全かつ効果的な実施のためには高度な知識・技術の習得が必要であり、誰がどのようなタイミングで行うのか判断に迷うところです。システマティックレビューの結果、気管吸引前の肺加圧の実施は非実施と比較して、酸素飽和度や肺容量、吸引可能な気道分泌物の量を増加させることが示唆されました。しかし、医療従事者の労働量と労働時間が増加する可能性があることや、先述した通り高度な知識・技術を要することから、ガイドラインは、気管吸引前に肺加圧（hyperinflation）をルチーンに行わないことを弱く推奨しています（エビデンスレベルⅡ、推奨度B）。

上級者の思考回路

　ガイドラインにおける推奨は、推奨・弱い推奨・弱い非推奨・非推奨の4つのカテゴリーに分類されます。図3[7]ⓐに示すように、推奨は「白」、非推奨は「黒」と、それぞれ異なる方向の推奨のように捉える考え方がありますが、これは誤りです。推奨の強さは、エビデンスレベル、益と害のバランス、価値観や好み、医療コストや実行可能性などの複数の基準によって規定されるため、図3[7]ⓑに示すように、その推奨度は実質的には連続的であり、白・黒で分けるのではなくグラデーションが正しいイメージとなります[7]。そのため、例えば気道分泌物を効率的に除去したいなどのケースで、かつ肺加圧に係る知識・技術を有する者が実施可能な場合には、気管吸引前に肺加圧を行うことが患者の益につながる可能性があると考えます。

ⓐ推奨の誤ったイメージ
All or none

推奨の強さ	推奨	弱い推奨	弱い非推奨	非推奨
推奨の内容	介入支持の強い推奨	介入支持の条件付き(弱い)推奨	介入反対の条件付き(弱い)推奨	介入反対の強い推奨
推奨の表現	〜することを推奨する。	〜することを弱く推奨する。	〜しないことを弱く推奨する。	〜しないことを推奨する。

ⓑ推奨のイメージ
連続的

推奨の強さ	推奨	弱い推奨	弱い非推奨	非推奨
推奨の内容	介入支持の強い推奨	介入支持の条件付き(弱い)推奨	介入反対の条件付き(弱い)推奨	介入反対の強い推奨
推奨の表現	〜することを推奨する。	〜することを弱く推奨する。	〜しないことを弱く推奨する。	〜しないことを推奨する。

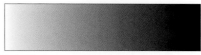

図3 ガイドラインにおける推奨の強さの解釈の注意点（文献7より転載）

上級者の視点をモノにするエッセンス

● 気管吸引は定期的に行うよりも、「鋸歯状波形（のこぎり波形）」や「副雑音」を認めた場合などの必要時のみに行おう。ただし、気道分泌物貯留の徴候を認めない患者も一部いるため、1日または勤務帯に1回は気管吸引を行うという方針を示しておくことも必要かもしれない。

● 気管吸引は開放式で行うよりも閉鎖式で行おう。高いPEEPで管理する肺傷害の強い患者では特に閉鎖式吸引が好ましい。ただし、気道分泌物の迅速かつ効率的な除去が必要な状況下においては開放式吸引を考慮してもよいかもしれない。

● 気管吸引前に肺加圧（hyperinflation）をルーティンに行わないようにしよう。しかし、気道分泌物の効率的な除去などが必要な状況下で、かつ肺加圧に係る知識・技術を有する者が実施可能な場合には、気管吸引前に肺加圧を行うことを考慮してもよいかもしれない。

表3 『**気管吸引ガイドライン 2023〔改訂第 3 版〕**』**における推奨**（文献 2 を参考に作成）

- ● CQ1-2：気管吸引は定期的に行うよりも必要時のみに行うことを弱く推奨する（エビデンスレベルⅡ、推奨度 B）。
- ● CQ3-2：開放式吸引は無菌操作で行わないことを弱く推奨する（エビデンスⅥ、推奨度 C）。
- ● CQ4-1：気管吸引は開放式で行うよりも閉鎖式で行うことを弱く推奨する（エビデンスレベルⅠ、推奨度 B）。
- ● CQ5-1：気管吸引前に肺加圧（hyperinflation）をルーティンに行わないことを弱く推奨する（エビデンスレベルⅡ、推奨度 B）。
- ● CQ5-2：気管吸引前に高濃度酸素投与を行うことを弱く推奨する（エビデンスレベルⅡ、推奨度 B）。
- ● CQ5-3：吸引カテーテルを深く挿入する手技を行わないことを弱く推奨する（エビデンスレベルⅡ、推奨度 B）。
- ● CQ5-4：気管吸引前に口腔・咽頭分泌物の垂れ込み予防を行うことを弱く推奨する（エビデンスレベルⅥ、推奨度 C）。
- ● CQ5-5：気管吸引に用いられる吸引圧※を制限することを弱く推奨する（エビデンスレベルⅥ、推奨度 C）。
  ※推奨される吸引圧は、専門家によって 200mmHg（≒ 26.6KPa）以下が提唱されている。
- ● CQ5-6：一回吸引における吸引時間※を制限することを弱く推奨する（エビデンスレベルⅥ、推奨度 C）。
  ※一回吸引に要する時間を 15 秒以内とすることが専門家らの意見として提唱されている。

エビデンスレベル	推奨度
Ⅰ：システマティックレビュー または RCT のメタアナリシス	A：強い根拠があり、行う / 行わないことを強く勧める。
Ⅱ：一つ以上の RCT	B：根拠があり、行う / 行わないことを勧める。
Ⅵ：専門委員会の報告や意見あるいは有識者の臨床経験	C：根拠はないが、行う / 行わないことを勧める。

● **最後に、気管吸引ガイドライン 2023**[2]**における推奨を表3**[2]**に示す。ガイドラインにおける推奨はグラデーションであることを認識した上で、目の前の患者の状態や状況、使用可能な医療資源などを考慮し、そのときその場で最善の吸引法を選択することが大切である。**

引用・参考文献

1. 日本呼吸療法医学会 気管吸引ガイドライン改訂ワーキンググループ. 気管吸引ガイドライン 2013（成人で人工気道を有する患者のための）. 人工呼吸. 30（1）, 2013, 75-91.
2. 日本呼吸療法医学会 気管吸引ガイドライン改訂ワーキンググループ. 気管吸引ガイドライン 2023〔改訂第 3 版〕（成人で人工気道を有する患者のための）. 呼吸療法. 41（1）, 2023, 53p.
3. Guglielminotti, J. et al. Bedside detection of retained tracheobronchial secretions in patients receiving mechanical ventilation: is it time for tracheal suctioning?. Chest. 118（4）, 2000, 1095-9.
4. Cereda, M. et al. Closed system endotracheal suctioning maintains lung volume during volume-controlled mechanical ventilation. Intensive Care Med. 27（4）, 2001, 648-54.
5. Witmer, MT. et al. An evaluation of the effectiveness of secretion removal with the Ballard closed-circuit suction catheter. Respir Care. 36（8）, 1991, 844-8.
6. Lasocki, S. et al. Open and closed-circuit endotracheal suctioning in acute lung injury: efficiency and effects on gas exchange. Anesthesiology. 104（1）, 2006, 39-47.
7. 日本集中治療医学会・日本救急医学会合同 日本版敗血症診療ガイドライン 2020 特別委員会編. 日本版敗血症診療ガイドライン 2020. 日本集中治療医学会雑誌. 28（Suppl）, 2021. https://www.jsicm.org/pdf/jjsicm28Suppl.pdf

河合佑亮

5 カフ圧管理

カフ圧管理のポイント

　気管チューブのカフには「人工呼吸管理中のエアリークを予防する」「カフ上部からの口腔内分泌物や消化管内容物の下気道への垂れ込みを防止する」役割があります[1]（図1）。人工呼吸管理中のエアリークは、設定された換気量や圧を維持できず、低酸素血症の原因となります。口腔内分泌物や消化管内容物の下気道への垂れ込みは、人工呼吸器関連肺炎（ventilator-associated pneumonia；VAP）の原因となります。そのため、気管チューブ挿入中にカフ圧を適切に管理することは、重要なケアの一つとなります。

カフの適正な圧とは

　気管チューブのカフ圧は、20〜30cmH₂O の範囲に設定します。

　低いカフ圧は、エアリークを起こし十分な換気量を得られない要因となるだけでなく、カフ上部に貯留した分泌物や細菌が流入し VAP を引き起こす可能性があります。米国胸部疾患学会（American Thoracic Society；ATS）のガイドライン[2]では「気管チューブのカフ圧は、

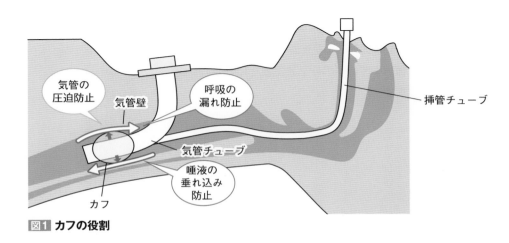

図1 カフの役割

カフ周辺の細菌病原体が下気道に漏れるのを防ぐため20cmH$_2$O以上に維持すること」が推奨されています。

　一方、30cmH$_2$Oを超える高いカフ圧は、気管粘膜血流の障害を引き起こすとされています[3]。気管粘膜下の血流は動脈系で25～30mmHg（34～40.8cmH$_2$O）、静脈系では15～20mmHg（20.4～27.2 cmH$_2$O）とされています。高いカフ圧で管理することは、気道粘膜の血流障害が生じ、虚血や壊死、潰瘍形成をきたすことが考えられます。さらに、気管チューブ抜去後に気道粘膜の浮腫や気道狭窄のリスクも高くなります。

カフ圧の調整

　カフ圧の調整は、カフ圧計を用いて行います。カフ圧の単位は水銀柱圧（mmHg）と水柱圧（cmH$_2$O）があるので、使用しているカフ圧計の単位に注意する必要があります（1mmHg = 1.36cmH$_2$O）。

　カフ圧の測定や調整の手順を以下に示します。

①カフ圧計、三方活栓、チューブ（耐圧チューブ）、シリンジを用意します。

②カフ圧計に三方活栓、チューブの順に接続し三方活栓に空気を入れたシリンジを接続します（図2）。

③三方活栓はカフ圧計側に接続します。

　気管チューブのバルブ閉塞栓よりも大きな径の接続により閉塞栓が破損する可能性があるためです。

④三方活栓の患者側をOFFにしてパイロットバルブに接続します。

　カフ圧計の圧が30cmH$_2$Oになるように調整し、三方活栓を開通します。

⑤シリンジの空気を注入し適切な圧になるように調整し、患者側をOFFにしてパイロットバルブを外します。

⑥カフ圧調整後は、聴診や呼吸器の呼気換気量を確認し、リークがないか確認します。

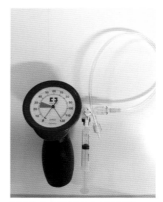

図2 カフ圧計と三方活栓、シリンジ、チューブの接続

カフ圧測定・調整のタイミング

　カフ圧測定や調整のタイミングについては、現在決められた間隔はありません。気管チューブのカフ圧は、カフ圧内のガスがカフ外へ拡散することで自然脱気が起こることを念頭に置いて調整することが必要です[4]。さらに、咳嗽による気道内圧の変化、体位変換によるカフ位置のわずかな変化、呼吸器の換気モードの変更によってもカフ圧が変化することが考えられるため、患者の状態に合わせたカフ圧の調整が必要となります。『気管挿管患者の口腔ケア実践ガイド』[5]では、口腔ケア実施前にカフ圧を適正圧へ調整することが必要とされています。

　当院では、原則6時間ごとにカフ圧の確認を行い記録に残しています。それ以外には、勤務開始時、口腔ケア前後、患者の呼吸状態の変化時に確認するようにしています。

こんなときはどう考える？ どうケアする？

ケース紹介

院内急変で挿管され人工呼吸管理となった患者

80歳代、女性。

現病歴：慢性腎不全で維持透析を導入している（週3回）。数日前から下腹部の痛みがあり、通院していたが症状は改善しなかった。腹痛の精査のため内視鏡検査を行ったが、内視鏡検査後に顔面蒼白、意識レベルⅢ桁に低下、呼吸も喘ぎ様となり挿管されICUに入室、人工呼吸管理となった。

人工呼吸器設定：CPAP、酸素濃度40％、PEEP 4.0、PS 8（図3）

人工呼吸器実測値：一回換気量300～350mL、分時換気量7.0～7.5L/min、最高気道内圧15cmH2O、平均気道内圧7.0cmH2O

身体所見：体温37.8℃、心拍数100～110回/min・洞性頻脈、意識レベル（GCS）E2VTM4、血圧90～100/40～50mmHg、SpO_2 97～99％、呼吸数18～22回/min、呼吸様式は正常、胸部聴診で捻髪音が聴取される。咳嗽は弱く痰の喀出は困難、痰は粘稠性の黄白色、口腔からは白色の唾液が引ける。カフ上部吸引からは、透明～白色の分泌物が少量引ける。

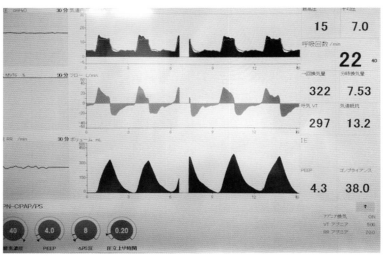

図3 本ケースにおける人工呼吸器設定とグラフィック

本ケースにおけるカフ圧管理のポイント

本症例のカフ圧は、30cmH₂O よりも低い圧で管理する。自動カフ圧調整器具がある場合は使用する（図4）

カフ圧管理という点に着目してケアを考えていきます。

前述した通り、気管チューブのカフの役割は「人工呼吸管理中のエアリークを予防する」「カフ上部からの口腔内分泌物や消化管内容物の下気道への垂れ込みを防止する」です。

まずカフ上部からの分泌物の垂れ込みを防止するためには、20cmH₂O 以上の圧が必要になります。本症例では、咳嗽が弱いため、痰の自己喀出が困難であることが予測されます。口腔からは白色の唾液、カフ上部からは透明〜白色の分泌物が吸引されています。一概には言えませんが、口腔から吸引される内容物とカフ上部から吸引される内容物が一緒の場合は、口腔内の分泌物が上気道へ垂れ込んでいる可能性が高いと考えることができます。本症例でも上気道への垂れ込みがあると考えられるので、その予防のために 20cmH₂O 以上のカフ圧は維持したいと考えます。

次に、人工呼吸管理中のエアリークの予防のためにはどのくらいの圧が必要となるでしょうか。注目する点は、人工呼吸器の設定と最高気道内圧です。本症例での人工呼吸器設定は、持続気道陽圧（CPAP；自発呼吸モード）です。呼気終末陽圧（PEEP）は 4cmH₂O、PS は 8cmH₂O であり、吸気時にかかる圧は 12cmH₂O

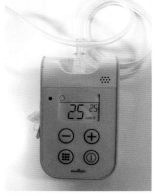

図4 自動カフ圧調整器具

程度であることが考えられます。実際に、人工呼吸器実測値でも、最高気道内圧は 15cmH$_2$O を示しているため、それより高い値では空気が漏れる可能性は低いと判断できます。

　ここまでの流れから「カフ圧を 20cmH$_2$O に設定するとよいのではないか」と考えてしまいますが、実際にはどうでしょうか。カフ圧管理において、測定した圧や調整した圧が現在のカフ圧を示しているとは限りません。カフ内圧は 20〜30cmH$_2$O でも、カフ圧は大気圧（0cmH$_2$O）であり、接続時に圧は平衡を保とうとしてカフ内圧はわずかに低下します。またカフ圧の自然脱気も考えると、20cmH$_2$O の設定ではカフの役割が果たせなくなることも予測できます。

　実際にカフ圧管理を行う際は、カフ圧計着脱時の圧変化を最小限にすることと、微調整ができるよう三方活栓を用いた確認・調整方法を行います。

上級者の思考回路

　今回の人工呼吸器設定は自発呼吸モードでしたが、圧規定換気（PCV）や量規定換気（VCV）でも視点は変わってくると思います。特に量規定換気では、肺のコンプライアンス（広がりやすさ）でも気道内圧の変化が出てきやすくなります。「カフ圧管理＝30cmH$_2$O」ということだけではなく、普段私たちが観察している数値や状態を評価していく必要があります。

上級者の視点をモノにするエッセンス

● カフ圧は、下気道への垂れ込み予防のため 20cmH$_2$O 以上で管理する。

● カフ圧は、気道粘膜障害の予防のため 30cmH$_2$O 以下で管理する。

● カフ圧は、時間経過の中で自然脱気するため、6〜8 時間ごとに確認し調整する。

●「カフ圧＝30cmH$_2$O」ではなく、患者の痰の量やカフ上部からの吸引量、人工呼吸器の実測値からカフ圧を設定する。

引用・参考文献
1. トクソー技研株式会社. カフ圧管理の重要性について. https://tokso.net/shousai_cuff%20kanri.htm [2024. 3. 4]
2. American Thoracic Society; Infectious Diseases Society of America. Guidelines for the management of adults with hospital-acquired, ventilator-associated, and healthcare-associated pneumonia. Am J Respir Crit Care Med. 171(4), 2005, 388-416.
3. Seegobin, RD. et al. Endotracheal cuff pressure and tracheal mucosal blood flow: endoscopic study of effects of four large volume cuffs. Br Med J (Clin Res Ed). 288(6422), 1984, 965-8.
4. 佐藤智夫ほか. 気管チューブのカフ：目標は 20 cmH$_2$O. Intensive Care Nursing Review. 3, 2014, 66-70.
5. 一般社団法人日本クリティカルケア看護学会 口腔ケア委員会. 気管挿管患者の口腔ケア実践ガイド. 2021. https://jaccn.jp/msup/wp-content/uploads/2023/07/OralCareGuide_202102.pdf [2024. 3. 4]

大城祐樹

6 抜管介助

抜管介助におけるポイント

　抜管介助におけるポイントとして、抜管前からの観察と評価を含めて述べていきたいと思います。

人工呼吸器離脱と抜管

　人工呼吸器から離脱したら、抜管ができるでしょうか。答えは「抜管できるとは限らない」です。抜管できるための条件として、「気管挿管の適応がなくなること」が重要です。気管挿管の適応は、①気道を保護できない、②上気道の閉塞がある、③気道分泌物を喀出できないです。逆に、①気道を確保できる、②上気道閉塞がない、③気道分泌物を喀出できるの3つをクリアしていれば抜管できると考えることができます[1]。ただし、抜管したからといって安心はできません。抜管後の気道狭窄、痰の喀出困難、嚥下障害のために誤嚥、最悪な場合再挿管になることもあります。よって、抜管前から十分な観察とリスク評価を行うことが重要となります。

抜管前の観察と評価：人工呼吸器からの離脱

　気管チューブの抜管前には、自発覚醒トライアル（spontaneous awakening trial：SAT）、自発呼吸トライアル（spontaneous breathing trial：SBT）を実施し人工呼吸器からの離脱が可能かどうかを評価します[2]。SAT、SBT いずれも成功した後に抜管後のリスク評価に進みます（「人工呼吸器離脱プロトコル」[2] 参照）。

　SAT では、鎮静薬を中止または減量し、患者が自発的に覚醒するかどうか評価します。開始基準を満たした場合は、鎮痛薬の投与は変更せずに、30 分〜4 時間程度の観察を行います。鎮静薬を中止または減量するため、患者が不安／興奮状態になることがあります。事前に鎮静薬の中止時間を調整し、患者が覚醒したタイミングで現状認識を促す関わりができるようにす

ることが重要です。

SBT は、人工呼吸による補助がない状態に患者が耐えられるかを評価します。開始基準を満たした場合は、人工呼吸器設定を持続気道陽圧（continuous positive airway pressure；CPAP）または T ピースに変更し 30 分～2 時間の観察を行います。人工呼吸器からのサポートが変わるため、SBT 実施前や実施中、患者は呼吸に違和感を覚える場合もあります。頻呼吸や吸気努力の増加がないか観察すると共に、十分に説明し患者に安心を与えるような関わりが重要となります。

抜管前の観察と評価：再挿管のリスク評価

SAT・SBT の評価をクリアできた後は、抜管ができるかどうかの評価を行います。抜管ができるかどうかは、上気道の閉塞（喉頭浮腫）がないか、気道分泌物を喀出できるかを評価します。

上気道閉塞（喉頭浮腫）のリスク評価

上気道の狭窄や閉塞のリスクが高い患者のリスク因子には、挿管期間が長い（48 時間を超える）挿管管理、太い気管チューブ、女性、挿管困難症例、外傷など[2] があります。リスク評価の一つとして、抜管前にカフリークテストによる評価が行われます。カフリークテストが陽性の場合は、気道狭窄が疑われるため、抜管の延期や予防的ステロイドの投与を行うことがあります。カフリークテストが陰性であっても、気道狭窄のリスクが低いわけではないので、抜管後の気道狭窄について注意しながら観察していく必要があります。

気道分泌物喀出の評価

気道分泌物の喀出は、咽頭反射や咳反射の強さで評価します。咳嗽力は、気管チューブ内まで分泌物や痰を喀出できるかどうかで評価します。痰や分泌物の量が多い場合は、咳嗽力が十分でも抜管後に呼吸筋疲労をきたす可能性があります。また咳反射や咽頭反射が減弱していても、気管チューブは抜去可能[3] であるとされています。このような状態では、抜管後の呼吸状態の変化に注意しながら観察していく必要があります。

抜管の準備とケア

抜管前の評価で抜管ができるとなると、いよいよ抜管となります。抜管時には、抜管に必要

な物品と共に、再挿管の物品の準備も一緒に行います。筆者は、再挿管困難な場合に緊急気管切開になることも考え、ICU内にある物品や不足している物品の確認もしておきます。

では、抜管の手順とケアについて確認します。

①抜管の前に、患者にチューブを抜くことを説明し、患者の協力を得ます。

抜管の流れについて説明します。患者はチューブを抜きますと言われても、想像がつかない場合もあるため、どうしてほしいか、今後どうなるのかを伝えるようにします。患者に協力が得られる場合は「抜くときには、チューブを噛まないようにしてください」「チューブを抜いた後は、痰や唾液を飲み込まないでください。看護師が吸引します」など具体的に説明します。

②頭部挙上を行います。

頭部挙上を行うことにより「換気が得やすくなる」「抜管後の痰や唾液の誤嚥を予防する」ことにつながります。

③抜管後の酸素投与の準備を行います。

事前に酸素流量計に接続し酸素を流しておきます。必要時、非侵襲的陽圧換気（non-invasive positive pressure ventilation；NPPV）や高流量鼻カニュラ酸素療法（high flow nasal cannula oxygen therapy；HFNC）の準備も行っておきます。

④抜管前に口腔と気管の吸引を行います。できる限り痰や分泌物を取り除きます。

⑤これから抜くことを患者に説明します。

⑥チューブの固定を解除し気管チューブのカフを抜きます。

⑦医師による抜管を行います。

パターン1：抜管前の吸引を終えたら、医師が気管チューブを抜く。

パターン2：医師が吸引を行いながら気管チューブを抜く。

⑧酸素投与と必要時に吸引を行います。

⑨抜管後の観察と評価を行います。

抜管後の観察と評価

抜管後は、気道狭窄の有無や痰の喀出の有無を呼吸状態と共に観察していきます（図2、図3[2)]）。

抜管後の吸引、酸素投与を行った後は、気道狭窄の有無を観察します。聴診部位は、気管呼吸音が聴取しやすい頸部から行います。抜管後の気道狭窄は、抜管直後から1時間以内に多く発生します。抜管後1時間はベッドサイドで患者の呼吸・循環動態の変動がないか観察していきます。チェックリストを活用することで、異常の早期発見につながります。抜管後30分が経過したら、血液ガス分析で酸素化や換気を評価します。

抜管後、痰の多さや喀出状況を観察していきます。痰の量が多いと頻繁な咳嗽が出現するた

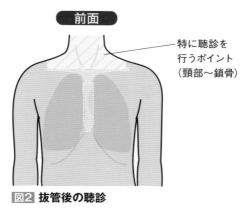

前面

特に聴診を
行うポイント
(頸部〜鎖骨)

図2 抜管後の聴診

め、患者は呼吸疲労をきたす可能性があります。吸気努力の有無や痰の性状、唾液の嚥下状況を確認し体位調整などを行っていきます。

こんなときはどう考える？ どうケアする？

ケース紹介①

SBT 後〜抜管までのケアはどうする？

70 歳代、女性。既往に高血圧と糖尿病あり。内頸動脈閉塞のため STA-MCA（浅側頭動脈 - 中大脳動脈）バイパス術が行われた。

術後翌日の御膳 6 時に鎮静薬を終了し RASS は－ 1〜0 で経過し頻呼吸なく新たな不整脈も出現せず、SAT はクリアとなった。8 時より SBT を開始し、自発呼吸モードが、CPAP、PS 5、PEEP 5、F_IO_2 0.3 に変更となった。変更後は、呼吸数 18 回 /min、一回換気量 300〜350mL、SpO_2 97%であったため、SBT もクリアとなった。咳嗽力あり、痰も多くなく経過していた。主治医からの指示で 1 時間後（10 時ごろ）に抜管する予定とのことで、夜勤者より申し送りを受けた。日勤帯の受け持ちは 2 年目看護師の N さん。

N 看護師は、受け持ちのラウンド後、10 時の抜管までに清潔ケアを行うことを計画しリーダー看護師に報告した。

| 抜 管 | 患者氏名（ID） | 実施日 |

抜管リスクの分類

評価：抜管後気道狭窄の危険因子

以下の危険因子がある場合は、カフリークテストにより評価することが望ましい
□長期挿管＞48 時間　□女性　□大口径気管チューブ　□挿管困難　□外傷　□＿＿＿＿＿ など

評価：再挿管の危険因子

| 以下の危険因子が 1 つでもある<例>
□上気道部手術の術後
□頚部の血腫：術後
□反回神経麻痺の可能性
□開口困難
□頚椎術後
□挿管困難の既往
□カフリークテスト陽性　など | 以下の危険因子が 2 つ以上ある
□十分な咳嗽反射なし
□頻回な気管吸引
　（2 時間 1 回以上）
□頻回な口腔内吸引
□SBT 失敗≧3 回
□慢性呼吸不全（COPD など）
□低栄養
□水分過多　など | 危険因子なし |

抜管前対応

| 超高リスク群
□喉頭浮腫の評価
□頭部挙上・利尿による浮腫軽減
□ステロイド投与
□抜管時の TE* の使用準備
□非侵襲的陽圧換気の準備
□再挿管の準備（緊急気切）など
□抜管時の麻酔科医等の立会
*TE：チューブエクスチェンジャー | 高リスク群
□排痰促進およびポジショニング
□呼吸リハビリテーション
□再挿管の準備
□非侵襲的陽圧換気の準備
□抜管時の TE* の使用準備　など | 低リスク群
□再挿管の準備 |

抜管

抜管時の対応と抜管後の評価

□医療従事者間の明確な情報伝達・綿密なモニタリング　　（★各リスク群の対応は本文参照）
□抜管後 1 時間は 15 分毎に以下の項目を評価する
　呼吸数・SpO2・心拍数・血圧・意識状態・呼吸困難感・呼吸様式・咳嗽能力・頚部聴診・嗄声／喘鳴
□動脈血液ガス分析→超高リスク・高リスク群：抜管後 30 分の時点

抜管後評価

観察項目	抜管前	抜管後	15 分後	30 分後	45 分後	60 分後	120 分後
呼吸数・SpO2							
心拍・血圧・意識							
呼吸困難感							
呼吸様式							
咳嗽能力・誤嚥							
聴診（頚・胸部）							
嗄声／喘鳴							
血液ガス							

★フローチャートは概略と流れを示すものですべてを網羅しません。本文の内容を必ず確認してください。

図3 再挿管のリスク評価と対応（文献 2 より転載）

抜管までの1時間での清潔ケアは本当に妥当なのか

　N看護師は、夜勤者から10時に抜管することの申し送りを受けました。抜管まで1時間あることから、その間に清潔ケアを済ませようと計画しています。実は、この1時間で何を観察しケアを行うかが重要になってきます。

　ここで一度、清潔ケアを行う理由を考えてみます。清潔ケアは、人間の基本的ニードである身体の清潔を保つ目的に行われています。また看護において清潔とは、新陳代謝を促す、皮膚や粘膜の機能を維持・向上させる、感染を予防するなどを目的に、身体の汚れを取り除き保護することを意味し、きれいになる、さっぱりするという感覚と共に、その人らしい尊厳が保たれるという側面[4]もあります。ICUでは患者のベッドサイドで引継ぎが行われ、看護師は患者の状況を視覚的に捉え「即時的な状況把握と分析」「呼吸・循環動態変動の予測」「ケアが可能かとタイミングの状況判断」を行う必要があります。清潔ケアにはそのような側面がある一方で、日々の業務の中の一つになっている事実もあります。

　本症例で考えてみましょう。SBTをクリアし、抜管まで1時間あります。その間に何ができ、何をした方がいいのでしょうか。N看護師のように、清潔ケアを行うことも一つだと思います。ほかには、抜管の準備を事前に済ませておくこともできます。また、抜管までに十分に患者に説明することもできます。8時からSBTを行いクリアしていますが、その間の呼吸・循環動態に変化がないか詳細に観察することもできます。抜管まで1時間ですが、その間はケアなどによる呼吸への負荷を避けることも、われわれ看護師のできるケアの一つだと思います。

　本症例において筆者なら、清潔ケアよりも、抜管に向けた準備と患者への十分な説明をすることを、この1時間で優先します。

上級者の思考回路

　SATやSBTがクリアできたからといって、抜管ができるとは限りません。SATやSBTは、鎮静薬がなくても自発的に覚醒が得られるか、人工呼吸による補助がない状態に患者が耐えられるかの確認をする試験です。SATやSBTがクリアできたら抜管（抜管ができるかの評価）へ進みますが、その間に呼吸状態が悪化することも考えられます。SAT・SBT後も、患者の意識に変化はないか、呼吸状態として吸気努力が強くなっていないか、呼吸疲労をきたしていないかの評価を行います。

　このような背景から、術後翌日ですが、SBT後から抜管までの間は、呼吸への負荷となるケアはできるだけ避けたいと考え、清潔ケアを午後に回すという判断をします。

抜管後の気道狭窄の評価

50歳代、女性。急性喉頭蓋炎で救急受診し、気道狭窄を認めたため経口挿管されICUに入院となった。入院3日目にカフリークテストを実施、カフリークテスト※陽性でありステロイド投与が行われ、10日目にカフリークテスト陰性となり抜管となった。抜管直後、15分後、30分後と喘鳴の出現はなく、酸素投与のみでSpO₂ 98%、呼吸数16回/minで経過していた。担当のN看護師から「無事に抜管して、喘鳴はなくバイタルサインも安定しています」と報告があった。しかし様子を見に行くと、わずかに頸部が凹んだ呼吸をしている。

※カフリークテスト：気管チューブのカフエアを注入した状態の一回換気量（$\dot{V}_{T1}$）と、カフエアを脱気した状態の一回換気量（$\dot{V}_{T2}$）を測定し「$\dot{V}_{T1}-\dot{V}_{T2}$」を算出し、110mL以下もしくは前後の変化率（〔$\dot{V}_{T1}-\dot{V}_{T2}$〕/$\dot{V}_{T1}$）が10%以下の場合を陽性と判断。

抜管後の観察ポイント

抜管後は、気道狭窄の有無や痰の喀出の有無を呼吸状態と共に観察します。気道狭窄の徴候として、吸気性喘鳴（stridor）が聴取されます。吸気性喘鳴は、上気道で気管狭窄が生じた場合に、狭くなった気道を空気が流入する際に聴取することができます。喘息や慢性閉塞性肺疾患（COPD）時に聴取される喘鳴と似ていますが、喘息やCOPDによる喘鳴は、呼気時に聴取されることが多いため、吸気か呼気どちらで聴取されるかの観察が重要となります。

上気道狭窄により吸気努力が強い場合には、頸部の観察をすることでその徴候を発見することができます。吸気時に、胸鎖乳突筋や斜角筋の使用、頸部の凹みなどを認めます（図4）。

抜管後の気道狭窄は、抜管30分以内に好発するといわれますが、抜管後数時間後に出現する場合もあるため、患者のわずかな徴候も見逃さずに観察していく必要があります。

本症例は、わずかな吸気努力がありましたが、明らかな気道狭窄はきたしていなかったため経過観察となり、勤務終了時には頸部の凹みもなく呼吸状態は安定しました。

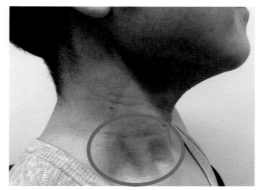

図4 頸部の凹み

上級者の視点をモノにするエッセンス

- 患者が気管挿管の適応から外れているかの観察と評価を行う。
- 人工呼吸器離脱と抜管はイコールではない。
- 抜管時には、患者の協力が必要なため、抜管前に十分な説明を行う。
- 抜管前は、呼吸状態に変化をきたすケアを避ける。
- 抜管後の気道狭窄は再挿管のリスクが高いため、何を観察するかを具体的にイメージする。

引用・参考文献
1. 田中竜馬. 人工呼吸に活かす! 呼吸生理がわかる、好きになる. 東京, 羊土社, 2013, 287p.
2. 日本集中治療医学会, 日本クリティカルケア看護学会, 日本呼吸療法医学会. 人工呼吸器離脱に関する3学会合同プロトコル. 2015. https://jaccn.jp/assets/file/guide/proto1.pdf [2024. 3. 4]
3. Paul L. Marino. The ICU Book. 第4版. 稲田英一監訳. 東京, メディカル・サイエンス・インターナショナル, 2015, 880p.
4. 和田攻ほか. 看護大事典. 第2版. 東京, 医学書院, 2010, 1667p.

大城祐樹

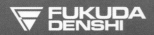
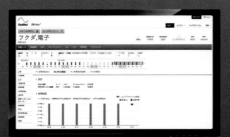
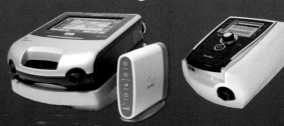

Part. 2

人工呼吸管理中の患者ケア

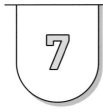

7 鎮痛・鎮静にまつわるケア（せん妄評価も含めて）

鎮痛・鎮静のポイント（せん妄評価も含めて）

　2010年以前の鎮痛・鎮静管理は、現在の管理とは大きく違い、鎮静に関しては筋弛緩薬を用いた深い鎮静が一般的でした。鎮痛に関しては、人工呼吸器装着中における挿管チューブに対する痛みの緩和という認識が薄かったと思います。その時代背景として「人工呼吸器を装着しているから寝ている方が楽だろう」「筋弛緩薬で寝かせているから痛くないだろう」という考えがあったのだと思います。

　しかしこの流れは、2013年に米国集中治療医学会からPADガイドライン[1]が発表されて以降、大きく変わりました。PADとは、痛み（pain）・不穏（agitation）・せん妄（delirium）で、このガイドラインでは鎮痛・鎮静について、人工呼吸器装着中でも第一に患者には痛みがあるとして管理すること、また不要な深い鎮静（過鎮静）は避け浅い鎮静で管理することが推奨されました。さらに人工呼吸管理中からもせん妄を評価し、ケアを行う重要性が強調されました。このガイドラインは2018年には不動（immobility）、睡眠障害（sleep disruption）が追加されたPADISガイドライン[2]へと生まれ変わりました。

　本稿では、現在推奨されている鎮痛・鎮静管理およびせん妄ケアについてのポイントを押さえていきましょう。

常に痛みがあると考え、痛みの経時的な評価とケアを

　人工呼吸器装着患者の鎮痛・鎮静において重要なことは、患者に常に痛みがないかを考えることです。そして、その痛みをスケールで評価することが大切です。なぜなら、痛みという主観的な感覚を客観的に評価できるからです。また、数値の変動からケアの効果を評価するのにも有効です。さらに、多職種のスタッフで同じ認識を持つことが可能となります。以上より、患者の主観的な痛みをスケールで評価することが重要になります。痛みの評価スケールとして、NRS（Numerical Rating Scale）とCPOT（Critical-Care Pain Observation Tool）が代表的で

す。自分の痛みを表現することができればNRSで評価します。鎮静や意識の影響により自分の痛みが自己表現できない場合は、CPOTで評価しましょう。

NRS

まずNRSの評価方法について説明します。NRSは0〜10で評価します。痛みが全くないを0とし、今まで経験した最大の痛みを10とします。これを図1のように患者自身に評価してもらいます。0〜10の数字を指で差してもらうことで示してもよいです。そして、NRS ≧ 4以上で強い痛みがあるとし介入します。これは数値上の介入目標のため、たとえNRS 2でも、患者の苦痛や不快に合わせて、介入を検討しましょう。

CPOT

次にCPOTについて説明します。痛みを自己表現できない患者でも、表情、体動、筋緊張、人工呼吸器の同調（挿管患者）または発語（非挿管患者）の4項目で評価します。それぞれの項目を0〜2で評価し、最大値が8点となります（表1）[3]。4項目の合計点数がCPOT ≧ 3点以上の場合は、痛みがあるとし介入します。

介入としては、可能であれば痛みの性状、強さ、どんなときに、痛みの間隔なども併せて評価します。また痛みの閾値を上げるために、タッチングや痛みへの共感的な姿勢も重要です。さらに、必要に応じて頓用指示の鎮痛薬を用いていきましょう。加えて、一つの鎮痛薬だけでなく、さまざまな鎮痛薬による多角的鎮痛も有効です。

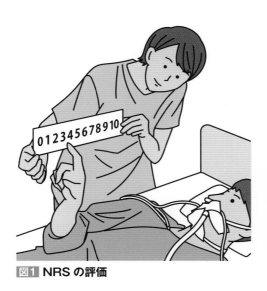

> 「痛みが全くない」を0とし、「今まで経験した最大の痛み」を10とする。0〜10の数字を指で差してもらうなどして、患者自身に評価してもらう。

図1 NRSの評価

表1 **CPOT**（文献3を参考に作成）

指標	状態	説明	点
表情	緊張なし	リラックス	0
	しかめ面、眉間のしわ、こわばり、筋肉の緊張	緊張	1
	上記に加えて、強く目を閉じている	顔をゆがめる	2
身体運動	動かない	動きなし	0
	ゆっくり慎重な動き、痛いところを触ったり、さすったりする	抵抗	1
	チューブを引き抜く、ベッドから降りようとする、声掛けに応じず攻撃的	落ち着きなし	2
筋緊張（上肢の他動的屈曲と伸展による評価）	受動的な動きに抵抗なし	リラックス	0
	受動的な動きに抵抗あり	緊張、硬直	1
	受動的な動きに強い抵抗あり、屈曲・伸展できない	強い緊張、硬直	2
人工呼吸器の順応性（挿管患者）または発生（抜管された患者）	アラームがなく、容易に換気	同調	0
	アラームがあるが、止んだりもする	咳嗽あるいは同調	1
	非同期・換気がうまくできない、アラームが頻回	ファインディング	2
	通常のトーンの会話	通常の会話	0
	ため息、うめき声	ため息、うめき声	1
	泣きわめく、すすり泣く	泣きわめく	2

不要な過鎮静は避け、浅い鎮静を目指す

　適切な鎮痛を行った後、次に鎮静を考えましょう。患者の病態や状態に合わせて適切な鎮静が必要です。冒頭でも述べましたが、一昔前は、人工呼吸器装着による不快や同調性を考慮し、深い鎮静が一般的でした。しかし深い鎮静では、心的外傷後ストレス障害（post traumatic stress disorder；PTSD）、肺炎、褥瘡、人工呼吸器装着期間延長などの合併症を併発することがあります。また深い鎮静に用いるミダゾラム（ドルミカム®）は、せん妄のリスクを高める可能性があります。そのため現在では、不要な深い鎮静（過鎮静）は避け、デクスメデトミジン（プレセデックス®）による浅い鎮静が推奨されています。

　鎮静もスケールを用いて評価することが大切です。鎮静スケールとして代表的なものにRASS（Richmond Agitation-Sedation Scale）があります。RASSは鎮静の深度だけでなく、不穏も評価できます。またRASSは後述するせん妄評価のCAM-ICU（Confusion Assessment Method for the ICU）にも用いるため、RASSの評価方法について下記に説明します。

　RASSの評価方法は、まず患者を30秒間観察します。次に、患者に声を掛けます。それで

も反応がない場合は、刺激をして評価していきます。RASS ＋1〜＋4を不穏、0〜−2を浅い鎮静、−3〜−5を深い鎮静と評価できます（表2）[4]。

　推奨されている浅い鎮静管理により「患者自身が訴える」ことが可能となります。つまり、浅い鎮静管理の場合は、患者とのコミュニケーションを通し、その反応から患者の苦痛・不快症状を緩和できるような関わりが重要となります。また、患者の訴えを待つのではなく、医療従事者が患者の苦痛・不快・ストレスをイメージし、緩和できるように関わることこそが、患者中心のケアにつながります。

人工呼吸器装着中からせん妄評価をしよう

　せん妄も一昔前までは、原因もよくわからず「何か頭が変になってしまった」「ICUという環境だから仕方がない」とされていました。しかし、現在では脳機能障害の一つとされ、早期からせん妄ケアをしていくことが重要です。せん妄とは、注意力の障害、認知機能の障害などが急性に発症した状態のことです。せん妄の原因は、手術や敗血症、急性呼吸促迫症候群（acute respiratory distress syndrome；ARDS）などに関連した過大侵襲による炎症性サイトカインやホルモンバランスの変化が大きく関連します。つまり、人工呼吸器を装着するような

表2 RASS（文献4を参考に作成）

スコア	用語	説明
＋4	闘争的	明らかに闘争的であるか、暴力的である スタッフへの危険が差し迫っている
＋3	強い不穏	チューブまたはカテーテルを引っ張ったり抜いたりする または、スタッフに対して攻撃的な行動がみられる
＋2	不穏	頻繁に目的のない動きがみられる または、人工呼吸器との同調が困難である
＋1	落ち着きがない	不安、あるいは心配そうであるが、動きは攻撃的であったり、激しく動くわけではない
0	意識が清明で穏やか	
−1	傾眠	完全に清明ではないが、声に対して持続的に開眼し、アイコンタクトがある（10秒を超える）
−2	浅い鎮静	声に対して短時間開眼し、アイコンタクトがある（10秒未満）
−3	中等度の鎮静	声に対してなんらかの動きがある（しかし、アイコンタクトがない）
−4	深い鎮静	声に対して動きはみられないが、身体刺激で動きがみられる
−5	覚醒せず	声でも身体刺激でも反応はみられない

重症の患者は、せん妄発症リスクが高いということです。そして、一旦せん妄を発症してしまうと、ICU入室期間の延長や長期認知機能障害にも関連します。だからこそ、人工呼吸器装着中からせん妄を評価し、ケアしていくことが重要になります。

　皆さんの中には、せん妄と聞くと、わけがわからず暴れるという認識が強い方もいるかもしれません。しかし、せん妄は暴れる以外のせん妄もあり、暴れるせん妄を含めると3種類あります。1つ目は、興奮して暴れてしまう「過活動型せん妄」です。2つ目は、活気がなくうつ様症状のある「低活動型せん妄」です。3つ目は、過活動と低活動を繰り返す「混合型せん妄」です。この3つの種類の中で一番多く発症するのはどのタイプだと思いますか？ 一般的な認識でいうと、暴れるような過活動型せん妄だと思う方が多いかもしれません。しかし答えは、低活動型せん妄です。この低活動型せん妄は、一見、静かで落ち着いているため、せん妄と気づかず見逃してしまうことが多いです。その低活動型せん妄を早期発見するためにも、CAM-ICUを用いた評価が重要です（図2）[5, 6]。CAM-ICUの評価により、急性の発症、注意力障害、認知機能障害を判定し、せん妄の有無（陽性・陰性）がわかります。評価対象外は、RASS－4～－5で、深い鎮静のため評価できません。CAM-ICUでせん妄を評価し、ケアにつなげていきましょう。

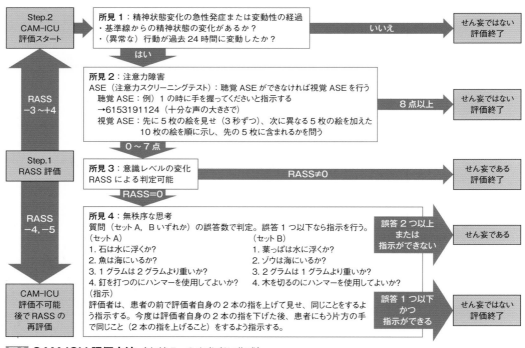

図2 CAM-ICU評価方法（文献5、6を参考に作成）

こんなときはどう考える？ どうケアする？

　ここでは、ケース1～3を紹介しますが、同じ患者です。ケース紹介1は手術直後、ケース紹介2は術後3日、ケース紹介3は術後7日の状態です。ケースごとの経時的な変化から、患者に合わせた鎮痛・鎮静とせん妄ケアを一緒に考えていきましょう。

ケース紹介①

暴れているからまずは鎮静を！ 本当にそれでいい？（手術直後）

　胸腹部大動脈瘤に対して、緊急で胸腹部大動脈置換術を施行した。術後は人工呼吸器を装着し、ICUに入室した。鎮痛・鎮静は、フェンタニルクエン酸塩（フェンタニル）とデクスメデトミジン（プレセデックス®）で開始した。

　手術3時間後、患者はそわそわし、突然起き上がろうとしている。またバイトブロックを出し、挿管チューブを噛むような動作もみられた。人工呼吸器のアラームも鳴っている。患者に状況を説明すると一時的に落ち着いたが、数分後には同じようなことを繰り返す状況である。苦悶様表情があり、上肢の筋緊張もある。

ケース①：あなたならどう考え、どう対応する？

　この状況、誰しも一度は経験したことがあるのではないでしょうか？「挿管チューブの自己抜去」は怖いですよね。その怖い思いから「鎮静薬を増量したい」と第一に考えませんでしたか？ しかし、ちょっと待ってください。ここで「暴れた＝鎮静薬増量」と短絡的に考えてよいのでしょうか。実はそれは危険な思考です。

　なぜなら、安易に鎮静薬を増量してしまうと、過鎮静により人工呼吸器離脱・抜管が遅れてしまうからです。また不要な過鎮静によるせん妄を誘発してしまう可能性もあります。さらに長期的な過鎮静により、肺炎や筋力低下による弊害も併発する可能性があります。つまり、不要な過鎮静を医原的に起こしかねないのです。

　このような状況では、暴れた原因を考えていく必要があります。まず、鎮静と痛みをRASSとCPOTで評価します。患者状況からRASS＋3で、CPOTは表情2、身体運動2、筋緊張2、人工呼吸器の順応性2のため、合計8点と評価できます。つまり、強い不穏と強い痛みがあることがわかりました。

　次に評価と合わせて、不穏と痛みの真の原因を考えましょう。患者に起きている苦痛は何でしょうか？ 患者にも現状がわかるように、今感じている痛みや苦痛はないかを想像し声を掛

けることが大切です。具体的には「手術は無事に終わりましたよ」「集中治療室にいますよ」「今は人工呼吸器で口に管が入っています。そのため声が出ないんですよ。つらいですよね」「喉の痛みはありませんか」「お腹の傷の痛みはありませんか」などと声を掛け、患者が少しでも安心できる関わりが重要です。その患者の反応から個別性に応じたケアを行いましょう。

　本症例の場合は、術後、麻酔の影響からか現状がわからず混乱している様子でした。そこで「術後であること」「声が出せないこと」「チューブや創部による痛みの確認」を行いました。また、術後人工呼吸器の設定は A/C モードでしたが、自発呼吸が出現し非同調がみられたため、持続気道陽圧（CPAP）（自発）モードへ変更しました。その結果、行動は落ち着き、RASS 0〜＋1 になりました。さらに挿管チューブによる痛みに対しては、追加でアセトアミノフェン（アセリオ）を投与しました。この患者に限らず、臨床では挿管チューブによる痛みや違和感を訴える患者さんは多いです。そのため、挿管チューブの痛みの評価は非常に重要です。アセリオを投与し 30 分後には、RASS −1、CPOT 0 点となりました。痛みの原因を考え緩和することで、不穏行動もなくなりました。「暴れる＝鎮静」ではなく、上記のように関わることで、不要な過鎮静を避け、浅い鎮静のまま管理することができました。

上級者の思考回路

　鎮静を深める前に、暴れる原因を考え、鎮痛優先の鎮静という思考を持ちましょう。不要な過鎮静を避け、浅い鎮静管理のまま過ごすことが可能となります。また、浅い鎮静により、患者自身が現状を認識・把握することで、せん妄ケアや早期リハビリテーションが可能となり、早期回復支援や合併症予防にもつながります。

ケース紹介② 人工呼吸器装着中のせん妄ケアってどうすればいい？（術後 3 日目）

（ケース①の続き）
不穏・痛み行動は落ち着いた。しかし術後 3 日目、夕方から足をバタバタと動かすなど落ち着きがなく、RASS ＋1〜2 だった。また天井を見上げ、一点を見つめている。CAM-ICU で評価した結果、陽性だった。

ケース②：あなたならどう考え、どう対応する？

ケース②ではせん妄を疑い、CAM-ICU による評価から、せん妄と判断しました。人工呼吸器装着中のせん妄ケアってどうすればいいの？ と思うかもしれません。まず、せん妄のリスク因子から考えます。せん妄のリスク因子は、図3[7] の患者特性、慢性病態、急性病態、環境に分かれます[6]。この図のポイントは、上段の患者特性や慢性病態は修正不可能なため、ケア介入ができません。しかし、下段の環境や急性病態は修正可能であり、ケア介入ができる点です。そのため、下段の環境や急性病態に対し、今、目の前にいる患者の個別性に応じたせん妄のリスク因子を考え、ケアしていく思考が重要です。

例えば環境因子からは、ICU という環境変化から時間感覚もなくなり、混乱してしまうことが予測されます。そこで「手術して2日目ですよ。入院したのを覚えていますか」「今日は何日ですよ」など、現状が把握できるようにします。また、時計やカレンダーなども設置しましょう。加えて、もともと眼鏡や補聴器などを使用している場合は、その人らしく過ごせるように必要に合わせ補助具を用います。

以上のようにせん妄ケアは、一つの視点だけでなくさまざまな視点を持ち、包括的な関わりが必要です。なぜなら、せん妄ケアだけをしていても、痛みがある・不適切な鎮静・リハビリをしないなどがあると、せん妄の誘発因子を増やしてしまうからです。そこで包括的な関わりとして、ABCDEF バンドルが推奨されています（表3）[8]。この ABCDEF バンドルは、それぞれの頭文字をとったもので、A：疼痛の評価・予防・管理、B：自発覚醒トライアル（spontaneous awakening trial；SAT）と自発呼吸トライアル（spontaneous breathing trial；SBT）、C：鎮痛・鎮静薬の選択・調整、D：せん妄の評価・予防・管理、E：早期離床と運動（リハビリ）、F：家族の支援とエンパワメントの6項目があります。この6項目を包括的に実

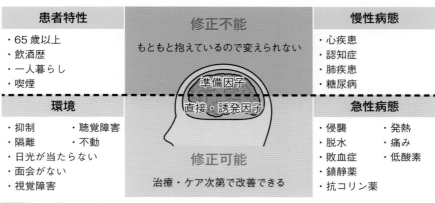

患者特性	修正不能	慢性病態
・65歳以上 ・飲酒歴 ・一人暮らし ・喫煙	もともと抱えているので変えられない 準備因子 直接・誘発因子	・心疾患 ・認知症 ・肺疾患 ・糖尿病
環境		急性病態
・抑制　・聴覚障害 ・隔離　・不動 ・日光が当たらない ・面会がない ・視覚障害	修正可能 治療・ケア次第で改善できる	・侵襲　・発熱 ・脱水　・痛み ・敗血症　・低酸素 ・鎮静薬 ・抗コリン薬

図3 せん妄のリスク因子（文献7を参考に作成）

表3 ABCDEFバンドル（文献8を参考に作成）

A	疼痛の評価・予防・管理（Assess, prevent, and manage pain）
B	自発覚醒トライアル（SAT）と自発呼吸トライアル（SBT）（Both SATs and SBTs）
C	鎮痛・鎮静薬の選択（choice of analgesicand sedation）
D	せん妄の評価・予防・管理（delirium: assess, prevent, and manage）
E	早期離床と運動（early mobility, and exercise）
F	家族の支援とエンパワメント（family engagement and empowerment）

践することで、人工呼吸器期間の短縮やせん妄頻度の低下、生存率の向上につながります[6]。

　例えば、せん妄ケアに加え、痛みを緩和するケアを行いつつ、体位ドレナージや背面開放などの呼吸ケアや端座位／離床を行います。その上で、SAT／SBTを行い、人工呼吸器が早期離脱できるか評価とケアにつなげ、包括的な視点で介入することができます。これは、医師、理学療法士、作業療法士、言語聴覚士、薬剤師、看護師、管理栄養士、ソーシャルワーカーなど多職種で連携することが重要です。そして、患者だけでなく、家族とも関わり、入院前の生活背景や退院後の生活を見据えた患者中心のケアを目指しましょう。

上級者の思考回路

　せん妄のリスク因子である痛みなどの急性病態や環境に対して、今できるケアを考える思考が大切です。その中で、時間や場所、経過などもベッドサイドに入る都度「手術して今日で3日ですよ。痛みはどうですか?」など、さりげなく伝えることがコツです。また、苦痛や不快症状がないかを患者の訴えや行動から考え、個別性に応じた不快症状の緩和をしていきましょう。さらに、せん妄ケアという一つの視点だけでなく、ABCDEFバンドルによる包括的な視点で関わる思考を持つことが重要です。ABCDEFバンドルによる包括的な関わりは、せん妄予防やせん妄改善だけでなく、人工呼吸器早期離脱にも寄与し、患者の早期回復や早期退院につながります。

ケース紹介③

なんだか呼吸がすごく苦しそう。それでもなお、浅い鎮静でいいの？（術後 7 日目）

（ケース①、②の続き）

ABCDEF バンドルに基づき、理学療法士とも連携し、ベッド上のリハビリが開始された。しかし、術後経過はよくなかった。

術後 7 日目に、手術による過大侵襲や敗血症に関連した腎血流障害により、持続血液濾過透析（continuous hemodialysis and filtration；CHDF）が開始された。また、敗血症性ショックからカテコラミンを開始。さらに、過大侵襲や敗血症に関連し ARDS を併発し、人工呼吸器の設定は、CPAP、F_IO_2 0.7、PEEP 14cmH$_2$O、PS 10cmH$_2$O となった。RASS － 2~＋ 1、CAM-ICU 陽性、CPOT 3 点。酸素化と換気は保てているが、患者の呼吸状態は、呼吸数 28~35 回 /min と頻呼吸である。加えて、呼吸補助筋群を用いた努力様の強い自発呼吸を呈し、一回換気量も多い状況である。

ケース③：あなたならどう考え、どう対応する？

　ABCDEF バンドルも実践していましたが、過大侵襲に加え、敗血症性ショック、ARDS を併発し、全身状態は悪化傾向です。血液ガスデータ上では、酸素化、換気はなんとか保持できています。しかし、強い努力様呼吸が著明です。これはせん妄が生じているからでしょうか？もちろん、過大侵襲からせん妄が増悪していることも予測されます。そして、せん妄による不穏行動から酸素消費量が増大し、呼吸に影響しているかもしれません。このようにせん妄ケアをしても不穏が続く場合は、改めて鎮痛・鎮静の評価が必要です。そして、薬理的介入も合わせて検討します。例えば、幻覚や妄想を伴うような興奮したせん妄であればリスパダール®などの抗精神病薬の検討をしましょう。また夜間の睡眠を図るために、デエビゴ®などによる睡眠調整も必要かもしれません。

　しかし本症例の場合、特に注意するポイントは、ARDS の併発に加え「すごく呼吸が苦しそう」という点です。現在の鎮静管理において推奨されているのは、浅い鎮静です。しかし、この呼吸に対し、浅い鎮静で本当に大丈夫でしょうか？

　浅い鎮静が推奨されている理由として、自発呼吸を温存させることで、背側の無気肺予防や横隔膜機能障害の予防が期待できるからです。また、VILI/VALI などの人工呼吸器関連肺損傷を予防するために一回換気量やプラトー圧を下げるためにも自発呼吸がある方がよいです。

しかしこの患者のように、浅い鎮静で強い努力呼吸を伴っているときには、浅い鎮静は好ましくないかもしれません。なぜなら、強い自発呼吸が続くことで、実は自分の肺を傷つけてしまうからです。これは自発呼吸誘発性肺傷害（patient self-inflicted lung injury；P-SILI）と呼ばれています[8]。具体的には、強い努力様の自発呼吸が持続することで、胸膜圧に過度な陰圧が生じます。そして経肺圧が増大し、肺局所の血管壁の過伸展が起こり間質の水分が漏れ出します。その結果さらに、肺胞内に間質液が引き込まれ、肺障害が進行し P-SILI となります（図4）。つまり、あまりにも強い努力様の自発呼吸が続く場合は、P-SILI を併発してしまいます。特に ARDS の早い段階で起きやすいです。

　つまり、重症の ARDS に加え強い自発呼吸が生じている場合は、浅い鎮静管理のままでは危険かもしれません。そのため、筋弛緩薬も考慮した深い鎮静管理へ変更し、肺を休ませるという思考を持つことが大切です。

　まとめると、浅い鎮静が推奨されていますが、患者の病態や状態により、必ずしも浅い鎮静が有効とは限りません。P-SILI の予防／対応以外にも、例えば重症な致死的不整脈の管理や低体温療法に伴う体温管理、頭部外傷による頭蓋内圧管理、ARDS などの重症呼吸不全に伴う体外式膜型人工肺（ECMO）管理の場合にも、ときに深い鎮静が必要です。

　深い鎮静時の注意点として、いつまでも深い鎮静で管理するわけではありません。前述した深い鎮静によるデメリットを忘れてはいけません。病態や治療に合わせて深い鎮静から、浅い鎮静へと切り替えていくことが必要です。また、患者の病態や病期、治療によって医師を含めた多職種でも鎮静深度を共有しましょう。

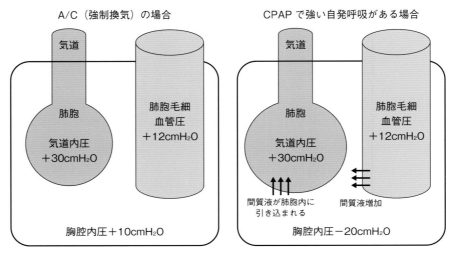

図4 胸腔内圧と肺胞毛細血管の強制換気と強い自発呼吸による間質液の移動

最後に、ここで ABCDEF-R バンドルを紹介します。ケース紹介 2 でお伝えした ABCDEF バンドルに R が加わったのが ABCDEF-R バンドルです（図5）[10]。この R は、respiratory-drive-control の略で、人工呼吸器装着に関連した呼吸困難や頻呼吸、吸気努力などの過剰な呼吸を評価します。それにより、患者の苦痛や非同調および P-SILI につながる強い自発呼吸を早期発見できます。

上級者の思考回路

　浅い鎮静が推奨されていますが、本当にその患者にあった鎮静なのかを考える思考が重要です。ARDS のような重症呼吸不全で、浅い鎮静の際に強い自発呼吸を呈している場合は、P-SILI が起きているかもしれません。そのため、浅い鎮静から深い鎮静管理に変更するという思考を持つことが重要です。また、患者の病態や病期によって深い鎮静管理を行う場合もありますが、多職種で目標鎮静深度を共有することが大切です。さらに、いつまでも過鎮静のままにせず、患者の病期や回復に合わせ、浅い鎮静へと切り替えていく思考を持つことが必要です。

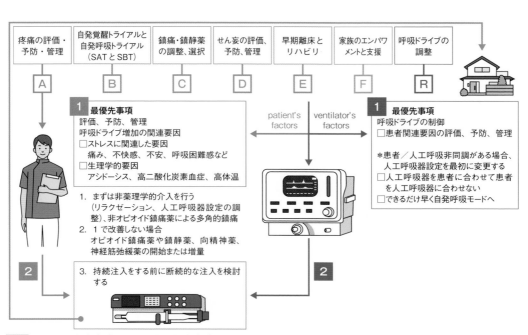

図5 ARDS 患者を含む人工呼吸器患者向けの更新された ABCDEF-R バンドル（文献 10 を参考に作成）

上級者の視点をモノにするエッセンス

- ●鎮静を深める前に、暴れる原因を考え、鎮痛優先の鎮静管理の思考を持つ。
- ●せん妄に対しては、CAM-ICU で評価し、患者の訴えから苦痛・不快症状を緩和できるように関わる。
- ●せん妄ケアという一つの視点だけでなく、ABCDEF バンドルによる包括的な視点で関わる思考を持つ。
- ●浅い鎮静が推奨されているが、本当にその患者にあった鎮静なのか呼吸の同調性や呼吸状態を含め、ABCDEF-R バンドルで評価する思考を持つ。
- ●浅い鎮静で強い自発呼吸を呈している場合は、P-SILI を疑い、深い鎮静管理も検討する。
- ●鎮静深度は医師や多職種とも共有し、目標鎮静深度を目指した鎮静管理を行う。
- ●ときに過鎮静で管理する場合も、患者の回復に合わせて浅い鎮静へと切り替えていく思考を常に持つ。

引用・参考文献
1. Barr, J. et al. Clinical Practice Guidelines for the Management of Pain, Agitation, and Delirium in Adult Patients in the Intensive Care Unit. Crit Care Med. 41（1）, 2013, 263-306.
2. Devlin, JW. et al. Clinical Practice Guidelines for the Prevention and Management of Pain, Agitation/Sedation, Delirium, Immobility, and Sleep Disruption in Adult Patients in the ICU. Crit Care Med. 46（9）, 2018, e825-73.
3. Gélinas C, Johnston C. Pain assessment in the critically ill ventilated adult: validation of the Critical-Care Pain Observation Tool and physiologic indicators. Clin J Pain. 23（6）. 2007, 497-505.
4. Ely, EW. Et al. Monitoring sedation status over time in ICU patients: reliability and validity of the Richmond Agitation-Sedation Scale (RASS). JAMA. 289（22）, 2003, 983-91.
5. 古賀雄二ほか. 日本語版 CAM-ICU フローシートの妥当性と信頼性の検証. 山口医学. 63（2）, 2014, 93-101.
6. Guenther U. et al. Validity and reliability of the CAM-ICU Flowsheet to diagnose delirium in surgical ICU patients. J Crit Care. 25（1）, 2010, 144-51.
7. Van Rompaey, B. et al. Risk Factors for Delirium in Intensive Care Patients: A Prospective Cohort Study. Crit Care. 13（3）, 2009, R77.
8. Stollings, JL. et al. Delirium in critical illness: clinical manifestations, outcomes, and management. Intensive Care Med. 47（10）, 2021, 1089-1103.
9. Yoshida, T. et al. Impact of spontaneous breathing during mechanical ventilation in acute respiratory distress syndrome. Curr Opin Crit Care. 25（2）, 2019, 192-8.
10. Chanques, G. et al. Analgesia and sedation in patients with ARDS. Intensive Care Med. 46（12）, 2020, 2342-56.

池田優太

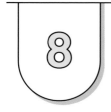

8 感染対策にまつわるケア（VAP 予防）

人工呼吸器関連肺炎（VAP）予防のポイント

　人工呼吸器関連肺炎（ventilator-associated pneumonia；VAP）とは、気管挿管下の人工呼吸患者に人工呼吸開始 48 時間以降に新たに発生する肺炎[1, 2]で、重要なデバイス関連院内感染です。VAP の合併による死亡率の増加や在院日数の延長が報告されています。わが国では2010 年に、VAP 予防のために人工呼吸関連肺炎予防バンドル（VAP 予防バンドル）[3]が提言されました（表1）[3]。米国医療疫学学会（Society for Healthcare Epidemiology of America；SHEA）、米国感染症学会（Infectious Diseases Society of America；IDSA）、米国感染管理疫学専門家協会（Association for Professionals in Infection Control and Epidemiology；APIC）などの関連学会が連携し発表した、SHEA/IDSA/APIC Practice Recommendation：急性期病院における中心静脈ライン関連血流感染症（central line-associated bloodstream infection；CLABSI）予防のための戦略：2022 年改訂版[4]では、エビデンスの質が高いものとして、非侵襲的陽圧換気（NPPV）の運用と鎮静薬（特にベンゾジアゼピン系薬）使用を最小限にすることが注目するポイントとなっています（表2）[4]。

　わが国において VAP バンドルの普及から 10 年以上が経過しました。各医療施設でケアバンドルの遵守向上のための教育や取り組みがなされ、厚生労働省 院内感染対策サーベイランス事業の年報によると VAP の発生率は減少に推移しています[5]。では今現在、ICU で人工呼吸管理中の患者のケアに携わる方は、表1[3]や表2[4]のそれぞれの介入の根拠やケアバンドルとして適応することの重要性を理解し意図的に行えているでしょうか？　本稿では、今一度、VAP 予防のためのケアを振り返ります。

表1 人工呼吸関連肺炎予防バンドル：2010 改訂版
（文献 3 を参考に作成）

- Ⅰ．手指衛生を確実に実施する
- Ⅱ．人工呼吸器回路を頻回に交換しない
- Ⅲ．適切な鎮静・鎮痛をはかる。特に過鎮静を避ける
- Ⅳ．人工呼吸器からの離脱ができるかどうか、毎日評価する
- Ⅴ．人工呼吸中の患者を仰臥位で管理しない

表2 SHEA/IDSA/APIC Practice；成人患者における VAP および / または VAE を予防するための推奨事項の要約（文献 4 を参考に作成）

推奨	根拠	介入	エビデンスの質
必須のプラクティス	人工呼吸器装着期間、入院期間、死亡率、コストを減らすなどの十分なエビデンスがある：利益がリスクを上回っている	挿管を避け、再挿管を防ぐ ・高流量の経鼻酸素または NPPV が安全で実行可能であれば、適宜行う	HIGH
		鎮静を最小限に抑える ・ベンゾジアゼピン系薬剤を避け、ほかの薬剤を使用する ・鎮静を最小限に抑えるためのプロトコルの使用 ・人工呼吸器離脱プロトコルの実施	MODERATE
		フィジカル・コンディショニングの維持・向上	MODERATE
		30～45°の頭部挙上を行う	LOW
		クロルヘキシジンを使用せずに歯磨きによる口腔ケアを行う	MODERATE
		早期経腸栄養と経静脈栄養の比較	HIGH
		目に見える汚染、故障している場合のみ、人工呼吸器回路を交換する（またはメーカーの指示に従う）	HIGH
追加のアプローチ	十分なエビデンスがある：リスクの検討が十分でない	抗菌薬の耐性菌の少ない国や ICU では、非経口吸収薬による口腔または消化管の除染をする	HIGH
	VAP の発生率は下がるかもしれないが、人工呼吸期間、入院期間、死亡率を減らすという十分なデータがない	48～72 時間以上の人工呼吸を要することが予想される場合、カフ上部吸引機能付きチューブを選択する	MODERATE
		早期の気管切開を検討する	MODERATE
		経胃投与に不耐性を示す患者や誤嚥リスクの高い患者は、幽門後経路による栄養投与を検討	MODERATE
一般的に推奨されない	VAP 発生率の低下との関連は一貫して認められず、人工呼吸期間、入院期間、死亡率に影響を与えない	クロルヘキシジンによる口腔ケア	MODERATE
		プロバイオティクスの投与	MODERATE
		超薄型ポリウレタン気管チューブカフの使用	MODERATE
		テーパー型カフ付き気管チューブの使用	MODERATE
		気管内チューブカフ圧の自動調節	MODERATE
		頻繁なカフ圧モニタリング	MODERATE
		シルバーコーティングの気管チューブの使用	MODERATE
		自動体位変換ベッドの使用	MODERATE
		腹臥位の実施	MODERATE
		クロルヘキシジン入浴	MODERATE
	VAP 発生率、人工呼吸期間、入院期間、死亡率に影響を与えない	ストレス性潰瘍予防	MODERATE
		胃残量のモニタリング	MODERATE
		早期経腸栄養	MODERATE
推奨なし	VAP 発生率や患者の転帰に影響を与えない、コストへの影響は不明	閉鎖式気管吸引システム	MODERATE

VAE：ventilator-associated events（人工呼吸器関連イベント）

VAP の発症とリスク因子

　VAP の最大のリスクは挿管期間であるため、早期抜管を目指すことが重要となります。そのため、VAP 発症機序とリスク因子を知り、挿管期間中の継続的な介入が必要となります。

　VAP の発症には、誤嚥や逆流、病原微生物の定着や吸入などが関与します。例えば、気管チューブのカフ外側を介した口腔内の唾液や分泌物などの誤嚥、胃の内容物などの逆流、口腔内や気管チューブへの病原微生物の定着、不潔な吸引操作や人工呼吸器回路汚染など、病原微生物を直接気管に吸い込むなどの関与が挙げられます（図1）。

　また、VAP 発症のリスク因子として、長期人工呼吸管理や再挿管、筋弛緩薬の使用、仰臥

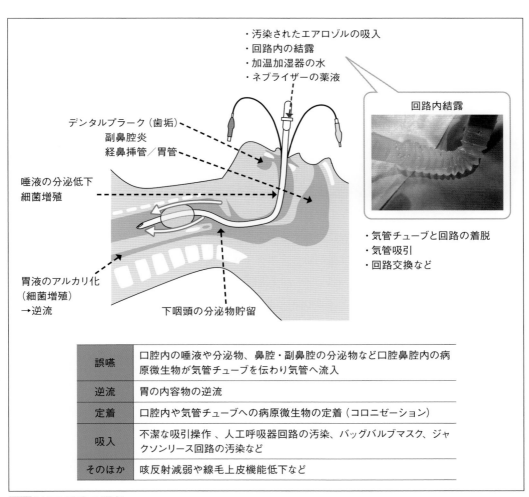

誤嚥	口腔内の唾液や分泌物、鼻腔・副鼻腔の分泌物など口腔鼻腔内の病原微生物が気管チューブを伝わり気管へ流入
逆流	胃の内容物の逆流
定着	口腔内や気管チューブへの病原微生物の定着（コロニゼーション）
吸入	不潔な吸引操作、人工呼吸器回路の汚染、バッグバルブマスク、ジャクソンリース回路の汚染など
そのほか	咳反射減弱や線毛上皮機能低下など

図1 VAP 発症の機序

表3 VAPリスク因子 （文献6を参考に作成）

宿主因子	治療に伴う因子	そのほか
・血清アルブミン＜2.2 g/dL ・年齢≧60歳 ・ARDS ・COPD ・肺疾患 ・意識障害 ・熱傷 ・外傷 ・臓器不全 ・疾患の重症度 ・大量の嘔吐 ・胃の細菌定着pH上昇 ・上気道の細菌定着 ・副鼻腔炎	・H_2遮断薬と制酸薬 ・筋弛緩薬や持続する鎮静 ・4単位以上の輸血 ・頭蓋内圧モニタリング ・人工呼吸管理期間＞48時間 ・PEEPの使用 ・頻回な人工呼吸器回路交換 ・再挿管 ・経鼻胃管挿入 ・仰臥位 ・ICUからの退室 ・以前の抗菌薬使用歴または抗 　菌薬未投与	・季節（秋、冬）

位管理などが挙げられます。(**表3**)[6] このことから、これらの発生機序やリスク因子ごとに、患者に応じたVAPの予防策を講じる必要があります。

VAP予防のための「手指衛生」「回路を不潔にしない」は意識して適切にできている？

　VAPに罹患する患者から検出されることが多い病原微生物は、黄色ブドウ球菌や緑膿菌、エンテロバクターなどの院内環境に生息する細菌で、医療従事者の手指や環境を介して接触伝播します。これらの病原微生物は薬剤耐性を獲得している可能性も高いため、治療に難渋するケースも少なくありません。このことから、**表1**[3] や**表2**[4] に挙げられている介入の中で、医療従事者「個々」の知識や行動に差が出てしまう「手指衛生」「回路を不潔にしない」についてピックアップし、VAP予防の観点から皆さんの行動を振り返っていただきたいと思います。

正しい手指衛生の実施

　感染対策の基本である手指衛生の遵守向上は、世界中で取り組まれている課題となっています。せっけんと流水による手洗いもアルコール擦式製剤による手指消毒も、適切な場面で推奨された方法を遵守[7] しなければ、医療従事者の手指を介して患者が病原微生物を吸入する可能性が高まります（**図2**[7]、**図3**）。病原微生物を吸入させないために、気管吸引前や人工呼吸器

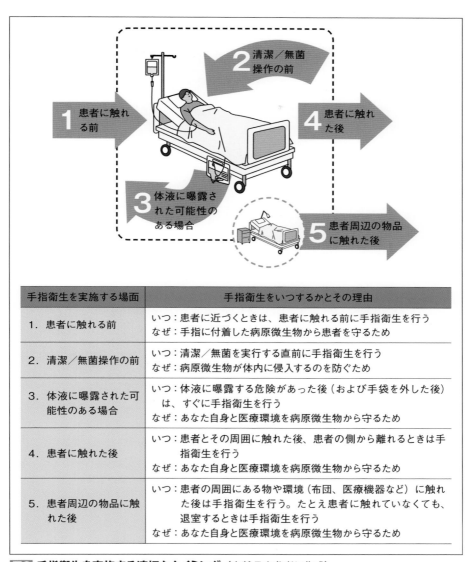

図2 手指衛生を実施する適切なタイミング（文献7を参考に作成）

の回路（閉鎖式吸引チューブや人工鼻を含む）交換前などがVAP予防のための手指衛生実施のタイミングです。手指衛生が不十分になりやすい部分は、特に念入りに消毒または手洗いをする必要があります（図4）。

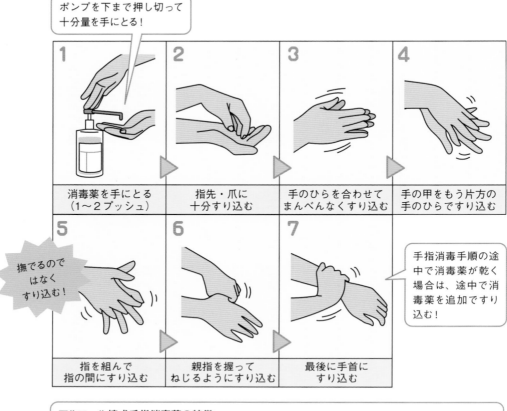

ポンプを下まで押し切って十分量を手にとる！

1	2	3	4
消毒薬を手にとる（1〜2プッシュ）	指先・爪に十分すり込む	手のひらを合わせてまんべんなくすり込む	手の甲をもう片方の手のひらですり込む

撫でるのではなくすり込む！

5	6	7	
指を組んで指の間にすり込む	親指を握ってねじるようにすり込む	最後に手首にすり込む	

手指消毒手順の途中で消毒薬が乾く場合は、途中で消毒薬を追加ですり込む！

アルコール擦式手指消毒薬の特徴
・ほとんどの微生物数（ウイルスを含む）を除去できる
・短時間（20〜30秒）で効果を得ることができる
＊以下はせっけんと流水による手洗いが必要（アルコール擦式消毒薬が無効）
・手指に目に見える汚染がある場合
・嘔吐・下痢のある患者に触れた／その病室から出た直後
・アルコール消毒薬に抵抗性がある微生物が想定される場合
　（ノロウイルス、ロタウイルス、*Clostridioides difficile*、セレウス菌など）

図3 アルコール擦式手指消毒薬による手指消毒手順

人工呼吸器回路を安易に開放し回路内腔を不潔にしない

　VAPバンドルの「II. 人工呼吸器回路を頻回に交換しない」の項目の背景に、「人工呼吸器回路を開放させると、回路内腔を通じた下気道汚染の危険性が高まる」[3] と記載されています。臨床においては「回路内に水がたまった」や「開放した方が痰をたくさん吸引できる」などの理由で人工呼吸器回路を開放する場面を見かけます。開放した後の気管チューブと回路の接続

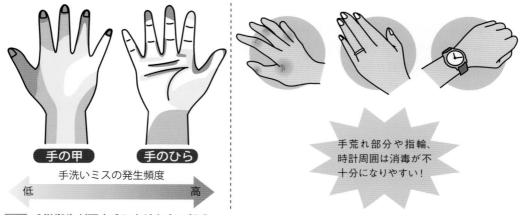

手荒れ部分や指輪、時計周囲は消毒が不十分になりやすい！

手の甲　手のひら

手洗いミスの発生頻度

低　高

図4 手指衛生が不十分になりやすい部分

部の清潔が保持できていなければ、回路内腔の汚染のリスクは高まります。

　閉鎖式吸引カテーテルやフィルター付き人工鼻の交換時など、人工呼吸器回路を開放する必要がある際には、開放前に手指衛生は必須であること、手袋を装着している場合は新しいものに交換すること、そして開放した回路が不潔にならないよう注意し、一瞬であっても患者の身体の上や患者の周辺環境に置くことがないようにしましょう。

　ただケアバンドルを適応しただけでは VAP の発症予防にはなりません。人工呼吸管理中の患者ケアに関わるスタッフが、各項目とバンドルケアアプローチを理解した上で、「適切」かつ「確実」に実施することが重要となります。

こんなときはどう考える？ どうケアする？

ケース紹介①

スパイナルドレーン留置中の脳卒中患者の鎮静薬を中断するとRASSがプラスになるため、鎮静薬の中断も頭位挙上もできない。どうケアする？

60 歳、男性。
疾患名：中大脳動脈瘤破裂によるくも膜下出血（WFNS 分類：グレード 5）。
既往歴：高血圧。
現病歴：卒倒し救急車で来院。上記診断にて ICU へ入院し、血管内治療（コイル塞栓術）とスパイナルドレナージが施行された。手術後、RASS − 4 であり意識レベル

Part. 2

8

感染対策にまつわるケア（VAP予防）

を確認するために鎮静薬を中断したところ、RASS＋2以上となり、起き上がりや首振りがみられるようになった。呼吸数は25回/min以上、咳嗽反射もある。口腔内への唾液の貯留が多く流涎もみられた。RASSがプラスになることでスパイナルドレナージの設定がずれやすく、流出量にも変動がみられた。フェンタニル注射液の持続投与中でCPOT 4点（1-2-1-1）である。医師の指示により鎮静薬の持続投与が再開され、RASS－3ベースとなった。

医師の指示：頭位挙上 0〜30°

ケース①のポイント

　患者はくも膜下出血の術後であり、術後の意識レベルや神経学的所見の観察のために、鎮静薬の投与量を減量しましたが、減量後にRASS（Richmond Agitation-Sedation Scale）がプラスとなりました。VAP予防のためには「適切な鎮静・鎮痛を図る。特に過鎮静を避ける」管理を目指したいところではありますが、この時点の患者の様子では鎮静薬投与の中断により、気管チューブの計画外抜管やチューブ損傷リスクが高まります。加えて、体動により患者に留置されているスパイナルドレナージの設定の変動によるオーバードレナージ／アンダードレナージ、スパイナルドレーン断裂リスクなど、脳血管攣縮や水頭症予防に影響する可能性も高まっており、頭位挙上30°以上での管理は難しい状況です。この状況では、まずはチューブに関連するトラブルのリスク回避を行う必要があります。

　また、鎮静薬持続投与再開後は、安全管理のみが着目され過鎮静での管理になるかもしれません。それにより、咳反射の減弱や線毛上皮機能低下、人工呼吸離脱遅延、不動、さらには脳卒中患者の身体機能維持向上のためのアプローチも制限されることも考えられ、VAPだけでなくさまざまな合併症の発症につながる可能性もあります。このような状況の患者には、スパイナルドレーンの設定位置が変化せずに、チューブトラブルのリスク（再挿管もVAPのリスク）も低減できるレベルで管理できるよう鎮静薬・鎮痛薬投与量の調節をすること、誤嚥させないための体位管理、気管や口腔内の分泌物の性状や量などに応じた吸引頻度を検討し、早期人工呼吸器離脱や抜管を目指す意識を持ち介入することになります。

ケース紹介② 血圧が低く、頭位挙上ができない。体位変換によりCHDFの作動に影響するため、VAP予防ケアはお手上げ。どうケアする？

70歳、女性。
疾患名：尿路結石、腎盂腎炎、敗血症性ショック。
既往歴：糖尿病、高脂血症。
現病歴： 腰痛と発熱があり近医を受診した。血圧が低く腎盂腎炎の疑いにて転送され、救急外来受診。来院時の意識は清明。心拍数120回/min台、血圧105/56mmHg、呼吸数27回/min、SpO₂95%、体温38.5℃であった。尿路結石による腎盂腎炎の診断でICUに入室した。輸液、抗菌薬の投与などの治療を開始したが、炎症反応高値、急激な血圧低下と呼吸不全が認められたため挿管の上、人工呼吸管理を開始。さらに尿量減少を認め無尿となり、腎機能データも上昇したため、右大腿静脈に血液透析用カテーテルが挿入され、持続血液濾過透析（continuous hemodialysis and filtration；CHDF）が開始された。昇圧薬を持続投与中だが血圧が低いため鎮静薬は投与せず、フェンタニル注射液の持続投与下で、RASS 0〜−2、CPOT2点（0-1-0-1）である。体位変換などでCHDFの脱血不良警報アラームが作動する状況にある。経鼻胃管挿入中。
医師の指示：頭位挙上30°。

ケース②のポイント

　患者は、尿路感染症によるウロセプシスであり、この状況では組織低灌流や低酸素を助長しないように綿密な全身管理をし、異常の早期発見や対処が必要になるでしょう。

　血圧が低いこと、大腿静脈に血液透析用カテーテルを留置しCHDF中であることで、頭位挙上や体位変換による循環動態の変動やCHDF作動への影響、安全上の観点からの制約がかかるためやむを得ず仰臥位での管理になることも考えられます。CPOT（Critical-Care Pain Observation Tool）スコアから時折咳き込むこともあるため、誤嚥のリスクが高いことも考えられます。このことから、誤嚥予防のために、口腔内に貯留した分泌物の吸引や循環変動を確認しながらの口腔ケア、胃管が留置されていれば胃液が逆流しないためのルート管理などがVAP予防のためにできそうなケアでしょう。また、側孔付きの気管チューブを使用中であればカフ上部吸引やカフ圧計を用いた適正なカフ圧管理もできる介入となるでしょう。さらに、患者の咳嗽が減弱している場合は、麻薬の影響を疑い、過鎮痛になっていないかを評価し薬剤

投与量の調整を検討します。

上級者の思考回路

「RASS がプラスになるから過鎮痛や過鎮静は仕方がない」「体位がずれて危ないから頭位挙上はしない」「血圧が低いから何もしない」など、患者の状況によって VAP 予防のための介入がすっぽり抜ける場合もあります。疾患への治療が安全に継続できる範囲、かつ何をどのように調整したら VAP 予防のための介入が可能になるのかを、患者の病態・状態の観察とアセスメントを繰り返し、0 か 100 かの管理ではなく、実施可能なことは何かを考えて取り組んでいきましょう。

上級者の視点をモノにするエッセンス

● ICU に入室している患者は、重症であるほど VAP 予防のためのバンドルアプローチが難しいケースもある。しかし患者の状態に応じて、VAP バンドルや VAP 予防戦略を用いた介入を検討し、「VAP 予防のためのケアをしている」意識を持ちケアを行う。

● 患者の状況に応じた鎮痛・鎮静管理ができるように観察・評価を繰り返す。

● 現疾患への影響、安全管理面、そのほかの合併症予防と VAP 予防ケアをさまざまな視点から天秤にかけ、実行可能な介入や方法を検討する。

引用・参考文献
1. 一般社団法人日本感染症学会, 公益社団法人日本化学療法学会 JAID/JSC 感染症治療ガイド・ガイドライン作成委員会 呼吸器感染症 WG. JAID/JSC 感染症治療ガイドライン―呼吸器感染症―. 感染症学雑誌. 88（1）, 2014, 1-109.
2. Kalil, AC. et al. Management of adults with hospital-acquired and ventilator-associated pneumonia: 2016 Clinical Practice Guidelines by the Infectious Diseases Society of America and the American Thoracic Society. Clin Infect Dis. 63（5）, 2016, e61-e111.
3. 日本集中治療医学会 ICU 機能評価委員会. 人工呼吸関連肺炎予防バンドル 2010 改訂版（略：VAP バンドル）. 2010. https://www.jsicm.org/pdf/2010VAP.pdf [2024. 3. 4]
4. Klompas, M. et al. Strategies to prevent ventilator-associated pneumonia, ventilator-associated events, and nonventilator hospital-acquired pneumonia in acute-care hospitals: 2022 Update. Infect Control Hosp Epidemiol. 43（6）, 2022, 687-713.
5. 厚生労働省. 院内感染対策サーベイランス事業. ICU 部門 JANIS（一般向け）期報・年報. https://janis.mhlw.go.jp/report/icu.html [2024. 3. 4]
6. Chastre, J. et al. Ventilator-associated pneumonia. Am J Respir Crit Care Med. 165（7）, 2002, 867-903.
7. World Health Organization. Your 5 Moments for Hand Hygiene, 2009. https://cdn.who.int/media/docs/default-source/integrated-health-services-(ihs)/infection-prevention-and-control/your-5-moments-for-hand-hygiene-poster.pdf?sfvrsn=83e2fb0e_6 [2024. 3. 4]

石田恵充佳

9 人工呼吸器回路の管理

人工呼吸器回路の管理のポイント

人工呼吸器回路の組み立て

　人工呼吸器回路の管理では、まず組み立て（準備）から始まります。2001年に厚生労働省通達[1]で「生命維持装置である人工呼吸器に関する医療事故防止対策について」が示された中で、人工呼吸器の使用前・中・後での確認が義務付けられました。当院では、使用前には回路を組み立てる際に臨床工学技士が確認し、使用直前に看護師が確認します。使用中は看護師がそれぞれの勤務時に確認しています。使用前・中の確認項目には、回路の確認も含まれています。**図1**は、

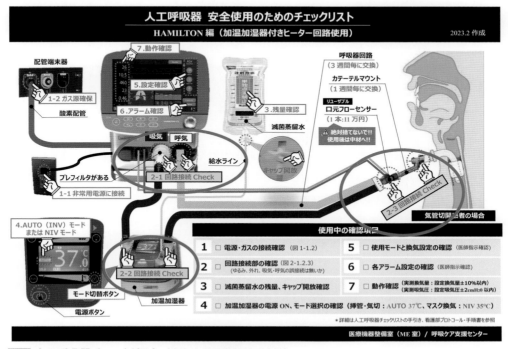

図1　人工呼吸器チェックリスト（東海大学医学部付属病院）

当院で用いている人工呼吸器のチェックリストです。人工呼吸器の使用前・中の作動チェックは、これに基づいて行います。使用前の準備・確認で気をつけなければいけないのが、吸気回路と呼気回路の誤接続です。チェックリスト（図1）では「2-3 回路接続 Check」と注意喚起をしています。また、加温器を用いないタイプの回路では、人工鼻の取り付け位置にも注意が必要です。これらの間違いは、適切な加温がされないだけでなく、気道抵抗の上昇や気道閉塞のリスクを高める要因となります。使用前の確認では、回路に破損や亀裂が入っていないかの確認も重要です。人工肺を取り付け、リークや換気量の低下などが生じないか、ガスの漏れがないかを確認します。

接続の緩み・外れ・破損

人工呼吸器の使用中で最も回路トラブルが生じやすいのが、接続の緩みによる回路の外れです。接続の緩みや外れが生じた場合、換気量は低下し、完全に外れた場合、呼吸器の作動は停止します。患者は呼吸補助が受けられなくなるだけでなく、陽圧が解除されてしまうため、肺胞が虚脱してしまいます。急性呼吸促迫症候群（ARDS）における人工呼吸管理などでは、高い呼気終末陽圧（PEEP）が推奨される場合も多く[2]、PEEP に依存している患者の場合、肺胞の虚脱によって低酸素血症をきたしてしまうこともあります。そのため、接続が外れていないかはもちろんのこと、接続が緩んでいないかについても注意が必要です。

加温・加湿と結露の予防

人工呼吸器使用中は、生理的な加温・加湿が行えません。そのため、機器を用いて加温・加湿を行う必要があります。加温・加湿には、加温加湿器を使用するタイプと人工鼻を使用するタイプの2つがあります（図2）。通常、人工呼吸器回路では、加温器のチャンバー出口を37℃、口元を40℃に温度設定されています。人工呼吸器からの送気中に外気などによって急激に冷えると、相対湿度が上昇し結露が発生します。昔と比べ、加温に用いる熱線が回路全体に組み込まれたり、口元まで温度管理がされるようになったり、回路自体が結露しにくくなるような作りになってきていることなどから、結露は発生しにくくなっています。しかし、カテーテルマウントの部分が加温されていないことや外気温度を低くしている場合など、結露が生じる場合はあります。回路を冷やすことで相対湿度が上昇してしまい水滴となるため、予防策としては冷やさないことが一番です。結露しやすい場合は、回路をバスタオルで巻いたりラップを巻いたりして回路を冷やさないようにします。結露が回路内にたまってしまった場合は、取

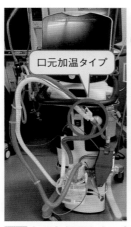
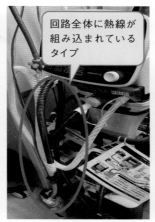
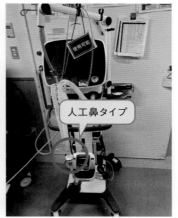

口元加温タイプ

回路全体に熱線が組み込まれているタイプ

人工鼻タイプ

図2 加温加湿器と人工鼻

り除くしかありません。回路全体を外してしまうと大気圧に解放され PEEP が解除されてしまうため、それはできる限り避けます。また加温に用いる水は滅菌蒸留水のため無菌ですが、気道からの分泌物などと混じり汚染されている可能性があり感染のリスクが高まるため、チャンバーに戻すこともやめましょう。

人工呼吸器回路の交換

　咳嗽力が強い患者などでは、喀痰が回路まで喀出されるため回路が喀痰により汚染されます。目に見えて回路が汚染されている場合はもちろん、そうでない場合も長期に人工呼吸器を使用している患者では、喀痰や分泌物などにより回路が汚染されていることがあります。回路の加温・加湿により、回路内の汚染は細菌の温床になります。日本集中治療医学会が提唱する『人工呼吸器関連肺炎予防バンドル：2010改訂版』[3] では、人工呼吸器回路の開放により下気道の汚染のリスクが高まるとされ、1週間未満での定期交換は推奨していません（**表1**）[3]。一方で「目に見える汚染がある場合に交換する」ともされており、喀痰や分泌物により回路が汚染された場合は、回路を交換する必要があります。短期間での回路交換は、VAP のリスクが高まるとの報告[3] もありますが、少なくとも目に見えた汚染がある場合は回路交換が必要です。

人工呼吸器回路の固定

　人工呼吸器の回路は、基本的にアームへ固定して管理します。アームへ固定する場合、注意

表1 VAP 予防バンドル（文献 3 を参考に作成）

項目	背景
手指衛生を確実に実施する	人の手を介した病原菌の水平伝播が VAP など病院内感染の原因となるため
人工呼吸器回路を頻回に交換しない	人工呼吸器の開放により回路内を通じた感染のリスクが高まるため
適切な鎮静・鎮痛を図る。特に過鎮静を避ける	人工呼吸中は鎮静・鎮痛薬を適切に用いる。過鎮静は人工呼吸期間延長の原因となり、VAP の発生頻度が増す
人工呼吸器から離脱できるかどうか、毎日評価する	気管挿管は VAP のリスク因子である。気管挿管期間を短縮するため 1）人工呼吸器からの離脱の手順（プロトコル）を定めて定期的に評価を行う 2）自発呼吸トライアル（spontaneous breathing trial；SBT）を用いて1日1回離脱の可能性を検討する
人工呼吸管理中の患者を仰臥位で管理しない	仰臥位で患者を管理すると胃内容物が口腔咽頭に逆流し、VAP の発症率が増加する。ベッドの頭位を上げる体位は、仰臥位と比較してVAP 発生率を低下させる

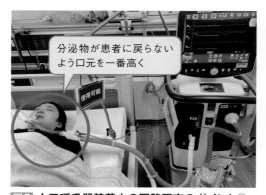

図3 人工呼吸器装着中の回路固定のポイント①

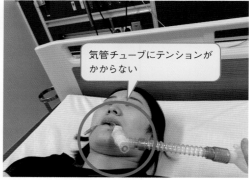

図4 人工呼吸器装着中の回路固定のポイント②

すべきポイントは2つです。1つ目は、分泌物や結露により生じた水分が戻らないよう口元を一番高く管理することです（図3）。2つ目は、患者の体動や処置・ケア時に回路も一緒に動いてしまう場合があり、回路にテンションがかかり破損やチューブの事故抜去につながってしまうことがあるため、テンションがかからないようゆとりを持って固定することです（図4）。特に手術や画像検査などの搬送時は、回路破損やデバイスの事故抜去などが生じやすく、人工呼吸器や患者のモニタリングだけでなく回路にも注意が必要です。当院では、搬送時はディスポーザブルの回路を用いることもあります。そのような回路では、回路が縮んだ状態になっており、縮んだ状態ではチューブへのテンションがかかりやすくなるため、必ず伸ばして固定します（図5）。

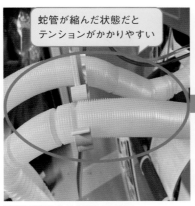
蛇管が縮んだ状態だと
テンションがかかりやすい

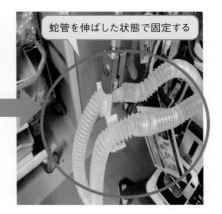
蛇管を伸ばした状態で固定する

図5 搬送時の回路の固定

こんなときはどう考える？ どうケアする？

ケース紹介①

70歳代、男性。肺炎・ARDSで挿管・人工呼吸管理、抗菌薬加療中。
人工呼吸器設定：A/C-PCV、F_IO_2 0.6、吸気圧8cmH$_2$O、吸気時間0.7秒、PEEP 10cmH$_2$O、呼吸数12回/min

鎮静・鎮痛：ドルミカム®1.6μg/kg/min、フェンタニル0.008μg/kg/min、RASS－2、CPOT 0点

バイタルサイン：体温38.8℃、心拍数138回/min、NIBP 88/56mmHg、呼吸数14回/min、SpO$_2$ 98%

状況：感染による高体温が持続しており、解熱薬を投与するも改善が乏しいため腋窩のクーリングを施行していた。咳嗽反射が生じ呼吸器の換気量低下アラームが作動していた。グラフィック波形を図6に示す。

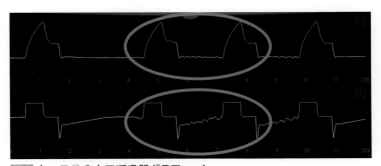

図6 ケース①の人工呼吸器グラフィック

ケース①のポイント

　人工呼吸器のグラフィックを見ると、基線が乱れているのがわかります（**図6**）。咳嗽反射後であることや換気量低下アラームが発生していることから、気道内の分泌物貯留や回路内の水分の貯留が考えられます。そのため、気管吸引を行い分泌物の除去＋回路内の水滴（貯留した水分）の除去が必要です。気道分泌物の除去は、気管吸引が必要になります。しかし今回の症例では、気道分泌物だけが原因ではありませんでした。回路の固定を行った際、クーリングしていた氷枕が回路に接触しており、回路が冷やされていたことがわかりました。その結果、結露による水分貯留もみられていた状況でした。回路内の分泌物貯留は、換気量の低下や気道抵抗が上昇するだけでなく、オートトリガーによってファイティングの原因にもなってしまいます。気道クリアランスを維持することはもちろんですが、回路内に異物が貯留しないよう注意が必要です。

上級者の思考回路

　人工呼吸器のアラームが発生した場合、まずは落ち着いて患者の呼吸様式や人工呼吸器のグラフィックを確認しましょう。今回の症例では、患者は咳嗽反射を生じていました。咳嗽時に気道分泌物が疑われる場合、排痰が確認される場合やグラフィックにおいて分泌物の貯留が疑われる場合などは、吸引によって除去することで速やかに改善が見込めます。次に結露による回路内水分の貯留ですが、回路の結露は予防が大前提になります。今回は原因となる氷枕の速やかな除去、そして回路の加温を妨げないようバスタオルやラップを巻いて回路を保温することで、適切な加温・加湿管理につなげられると思います。回路は外気温の影響を大きく受けるため、普段から温度管理には注意が必要です。

<blockquote>

ケース紹介②

80歳代、女性。誤嚥性肺炎にて挿管・人工呼吸管理、抗菌薬加療中。黄色粘稠痰多量。

人工呼吸器設定：

CPAP＋PSV、F$_I$O$_2$ 0.3、PEEP 5cmH$_2$O、PS 5cmH$_2$O、翌日抜管予定。

鎮静・鎮痛：

デクスメデトミジン0.03μg/kg/min、フェンタニル0.008μg/kg/min、RASS－1、CPOT 0点

バイタルサイン：

体温36.8℃、心拍数68回/min、NIBP 116/56mmHg、呼吸数14回/min、SpO$_2$ 98%

動脈血液ガス分析：

pH 7.34、PaO$_2$ 88mmHg、PaCO$_2$ 37mmHg、HCO$_3^-$ 24mEq/L

状況：

バッキングによる咳嗽がみられ人工呼吸器のアラーム、気道内圧上昇と一回換気量の低下アラームが出現、RASS＋1となり起き上がりや首振りがみられた。気管吸引を行い黄色痰が多量吸引でき、その後換気量は改善、気道内圧も正常化した。RASS－1となり体動も落ち着いたため体位変換を行った。バイタルサインや呼吸状態も安定したため、ベッドサイドを離れようとしたところ、人工呼吸器から再度、一回換気量低下アラームが出現、その後作動停止となった。

</blockquote>

ケース②のポイント

　人工呼吸管理中にトラブルが発生した場面です。人工呼吸管理中でのトラブル発生は、患者の生命に直結してしまう場合が多いです。そのため、患者・人工呼吸器本体・回路のどこに・どういったトラブルが生じているか速やかに判断し対処することが求められます。ここでは、DOPEのチェック項目（**表2**）に沿ってみていきましょう。

　この場面では、すでに人工呼吸が停止しています。そのため、患者は呼吸ができなくなっています。速やかに用手換気に切り替え、原因検索を行います。体位変換後であるため、気管チューブが事故抜去してしまったリスクがまず考えられます。口元の気管チューブの位置異常がないか確認します（Dの除外）。気管吸引後のため、体位変換による分泌物の移動などリスクがゼロではありませんが、気道閉塞したリスクは少ないと考えます（Oの除外）。陽圧換気中のため、圧損傷により気胸が生じた可能性もありますが、気胸が生じた直後に呼吸器が停止す

表2 DOPE チェック項目

項目	意味	ポイント	観察
D	displacement：変位（気管チューブの位置異常）	気管チューブの位置ずれが生じていないか（気管チューブの片肺挿管、位置が浅くなる、事故抜管の有無）	・呼吸音エアー入り、左右差 ・胸郭の挙上 ・チューブ位置の確認 （口角がずれていないか、口腔内でたわんでいないか、X線検査で先端位置の確認） ・人工呼吸器のアラーム （気道内圧の上昇、一回換気量の低下、呼吸数の上昇など）
O	obstruction：障害物（気管チューブの閉塞）	気管チューブが閉塞していないか（気道閉塞の有無）	・喀痰や分泌物の貯留がないか （量・性状・粘稠度） ・人工呼吸器のアラーム （気道内圧の上昇、一回換気量の低下、呼吸数の上昇など） ・呼吸様式の変化 （努力呼吸の有無など）
P	pneumothorax：気胸	気胸を生じていないか（気胸の有無）	・呼吸音エアー入り、左右差 ・胸痛の有無 ・胸郭の挙上、左右差 ・循環障害の有無 （頻脈・血圧低下・脈圧低下） ・人工呼吸器のアラーム （気道内圧の上昇、一回換気量の低下、呼吸数の上昇など）
E	equipment failure：装置・人工呼吸器・回路の異常	人工呼吸器に異常が生じていないか 回路の破損や接続に問題はないか （人工呼吸器の異常・回路破損、閉塞）	・人工呼吸器・回路からの異音の有無 ・回路からリークがないか ・回路に閉塞がないか ・呼吸器チェックリストの確認

るといった場面は考えにくいため、除外します（Pの除外）。この場面では、呼吸器回路と加温器の接続が外れていました（原因はE）。体位変換時に、接続が緩みリーク（換気量低下アラーム）が生じ、回路外れ（作動停止）につながったと考えられました。

上級者の思考回路

　今回は、人工呼吸器がすでに作動停止していました。用手換気に切り替えて患者の呼吸状態が安定した場合、原因は機械もしくは回路にあるといえます。用手換気に切り替えた後に原因を検索することで患者の負担を少なくすることができます。ただ、ここで注意しなければいけないのは、回路を外すことで閉鎖回路が大気圧に開放されてしまうことです。呼吸器のアラームが発生しても呼吸器が作動している場合、用手換気にすることが本当に安全かアセスメントする必要があります。

　ケース②の患者では、呼吸器のウィーニングも進んでおり、一時的な大気圧開放による影響はさほど受けないかと思います。しかしケース①の患者のような場面では、肺胞の虚脱により低酸素血症をきたし、肺胞が広がるまで時間を要してしまい、場合によっては患者の生命を脅かしてしまうことも考えられます。そのため、人工呼吸器回路を外して開放する前には、必ず患者への影響について考える必要があります。

上級者の視点をモノにするエッセンス

● 人工呼吸管理は、回路の組み立てから始まる。
● 人工呼吸器回路の固定は、口元を一番高く! 余裕をもって!
● 回路結露は予防が大事である。
● 回路の大気圧開放は基本的に行わない。
● 人工呼吸器トラブルは DOPE アプローチで解決する。

引用・参考文献
1. 厚生労働省医薬局長. 生命維持装置である人工呼吸器に関する医療事故防止対策について. 医薬発 248 号. 平成 13 年 3 月 27 日. https://www.pmda.go.jp/files/000144806.pdf [2024. 3. 4]
2. 3 学会合同 ARDS 診療ガイドライン 2021 作成委員会編. ARDS 診療ガイドライン 2021. https://www.jrs.or.jp/publication/file/ARDS_2021.pdf [2024. 3. 4]
3. 日本集中治療医学会 ICU 機能評価委員会. 人工呼吸関連肺炎予防バンドル 2010 改訂版（略：VAP バンドル）. 2010. http://www.jsicm.org/pdf/2010VAP.pdf [2024. 3. 4]
4. 清村紀子ほか編. 3 年目ナースが知っておきたい! ICU 重症化回避のワザ 83. 東京, 南江堂, 2019, 151-83.
5. Han, J. et al. Effect of ventilator circuit changes on ventilator-associated pneumonia: a systematic review and meta-analysis. Respir Care. 55（4）, 2010, 467-74.
6. Modi, AR. et al. Hospital-acquired and ventilator-associated pneumonia: Diagnosis, management, and prevention. Cleve Clin J Med. 87（10）, 2020, 633-9.
7. Fisher & Paykel HEALTHCARE 株式会社. Evaqua™2 リーフレット. https://resources.fphcare.com/content/infant-evaqua2-brochure-ja-pm-622650.pdf［2024. 3. 4］

大沢 隆

10 加温・加湿の評価のポイント

温度と湿度の関係は? 結露はどのようにできるの?

　加温・加湿を理解するためには、まず温度と湿度の関係を理解する必要があります。一定の気体の中に含むことのできる水蒸気量は、その温度が高ければ高いほど増加します。湿度は、空気中に含まれる水蒸気の割合を指し、絶対湿度は気体 1L 中に含まれている水蒸気の割合、相対湿度は飽和水蒸気量に対して実際に含まれている水蒸気の割合を指します。飽和水蒸気量は、1L の空気の中に含むことができる水蒸気の最大量（単位：mgH$_2$O/L）のことを指します（図1）[1]。

　一定量の気体の中では、気温が上がっても絶対湿度は同じですが、飽和水蒸気量が増加することによって、相対湿度は低下することになります。逆に、気温が下がれば飽和水蒸気量は低下し結露につながります（図2）[1]。

IPPV、NPPV の加温・加湿は それぞれどうやって評価する?

侵襲的陽圧換気（IPPV）の場合

加温・加湿の設定値の確認

　Fisher & Paykel HEALTHCARE 株式会社の MR850™ 加温加湿器（以下 MR850™）の場合には、チャンバー出口温度と回路末端（口元）温度を確認する必要があります。MR850™では、チャンバー出口から、温度 37℃・相対湿度 100％の空気が排出されます。その後、ヒーターワイヤー回路内で加温され回路末端で温度 40℃・相対湿度 85％程度になります。この 2つの部位で、設定された温度になっているかを確認します（図3）[1]。

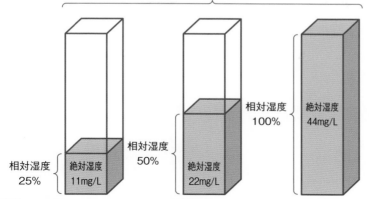

温度37℃
飽和水蒸気量 44mg

相対湿度
25%　絶対湿度
11mg/L

相対湿度
50%

相対湿度
100%　絶対湿度
22mg/L

絶対湿度
44mg/L

> 温度37℃では、飽和水蒸気量は44mg/dLになる。従って、絶対湿度22mg/dL・11mg/dLでは、相対湿度50%・25%になる。

図1 **絶対湿度、相対湿度、飽和水蒸気量**（文献1を参考に作成）

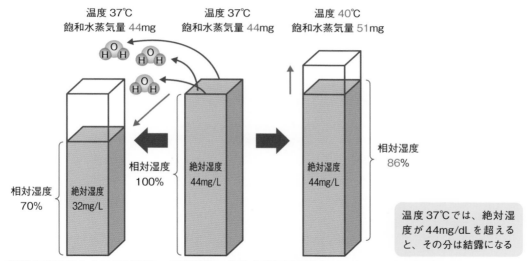

温度37℃
飽和水蒸気量 44mg

温度37℃
飽和水蒸気量 44mg

温度40℃
飽和水蒸気量 51mg

相対湿度
70%　絶対湿度
32mg/L

相対湿度
100%

絶対湿度
44mg/L

絶対湿度
44mg/L

相対湿度
86%

> 温度37℃では、絶対湿度が44mg/dLを超えると、その分は結露になる

図2 **気温変化による絶対温度、相対温度、飽和水蒸気量の変化**（文献1を参考に作成）

気管チューブ内の結露の確認

　IPPV の場合には、人工呼吸器から送られた空気が気管チューブを介して直接気道内に送られます。そのため、気管チューブに入る時点で適切に加温・加湿されている必要があります。気管チューブの内側に適度な水滴が付着している状態であれば、十分な加湿があると評価することができます（図4）。

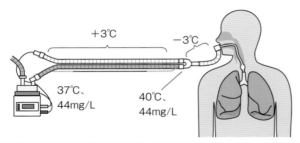

+3℃　−3℃

37℃、
44mg/L

40℃、
44mg/L

図3 加温加湿器の設定温度（IPPV）（文献１を参考に作成）

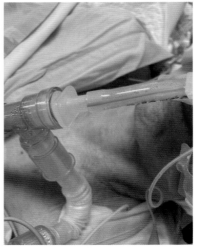

図4 気管チューブ内の適度な結露

表 喀痰粘稠度のスケール表（文献２、３を参考に作成）

粘稠度 低い	吸引したカテーテルの内部表面に残らず水のように吸引できる
粘稠度 中等度	吸引した喀痰は部分的に吸引チューブの内側に付着する 洗浄水を吸引することでカテーテル表面に付着した喀痰は容易に洗い流せる
粘稠度 高い	吸引した痰のほとんどが吸引カテーテル内部の表面に付着する。洗浄水を吸引しても容易に洗い流すことができない

痰の性状の評価

　加湿不足の場合には、痰の粘性が上がってしまう可能性があります。吸引の際に、吸引カテーテルに吸引できない場合や吸引した痰が、吸引カテーテルにへばりつくような状態も加湿不足の指標となります。喀痰は、喀痰粘稠スケールなどを用いて評価します（**表**）[2, 3]。ただし、痰の粘性が高い＝加湿不足ではありません。上記の評価に加え、水分出納バランス・体液評価などのアセスメントを考慮した上で加湿不足がないかを評価します。

非侵襲的陽圧換気（NPPV）の場合

　NPPVマスクから流入した空気が鼻腔粘膜・口腔・上気道を通ることにより、加温・加湿されるため気管挿管時と比べると加温・加湿の必要性は低くなります。むしろマスク内に流入する温度が、気管挿管時と同程度の37℃では、患者は暑すぎてしまい不快に感じてしまいます。

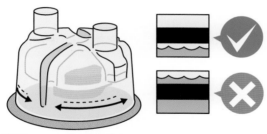

図5 チャンバー内の水位の目安

　当院でNPPVの際に使用しているFisher & Paykel HEALTHCARE株式会社のMR810™ではチャンバー出口温度が① 26〜29℃、② 30〜33℃、③ 33〜36℃の3段階で調整できるようになっており、患者の口渇などの自覚症状や口腔内の乾燥・喀痰の性状を評価しながら温度調整を行っています。

　またチャンバー内が曇っており、水滴がしっかりと発生しているかの確認も必要です。チャンバー内への蒸留水の補水は自動で行われる機器がほとんどですが、間違いやすい点として、蒸留水補水の際に見る水位の線は「これ以上は入れない（最大量）」という目安となっていますので押さえておきましょう（図5）。

　管理上の注意点としては、回路からマスク内で温度が低下することにより、マスク内に多量の結露による水滴が生じてしまう場合があるということです。全身状態の悪い患者の場合には、その水滴を誤嚥してしまう可能性があるため、その都度結露をタオルなどで除去する必要があります。

人工鼻と加温加湿器はどのように使い分ける？

　人工鼻を使用する利点は、大きく3つあります。①安価であることから人工呼吸器の管理期間が短い症例や呼吸器合併症がない症例に使用できる、②フィルター機能を有していることから新型コロナウイルス感染症（COVID-19）やインフルエンザなどの感染症症例で使用が推奨されている、③電源が必要なく軽いことから搬送時に使用しやすいことです。対してデメリットとして、加湿機能は加温加湿器に劣るため、長期人工呼吸管理では加湿不足になる可能性があります。それ以外にも以下の患者では、人工鼻の使用は禁忌になります。
①ネブライザー使用中の症例
②気道分泌物が粘稠または血性分泌物である症例
③低体温（32℃以下）の症例
④リークのある症例（一回換気量が吸気の70%以下）

こんなときはどう考える？ どうケアする？

ケース紹介①

81歳、女性。急性心不全の診断。
急性心不全（クリニカルシナリオ2）に対し、血管拡張薬と利尿薬で治療を開始したが酸素マスクでは状態改善せずNPPV（F_IO_2 0.8）装着となった。加温加湿器は、MR810™を使用（加温レベル1：30〜33℃）。回路はヒートワイヤーなしのもの使用しており、吸気回路には結露が生じている。マスクフィッティングがうまくいかず、リークが多い状態であった。開始後、患者から「口が乾燥する、喉の渇きが強い」と相談があり（加温レベル3：33〜36℃）に変更した。

ケース①のポイント

NPPVでの加温・加湿管理では、推奨されている加温・加湿設定がないことから患者の自覚症状を確認し、加温・加湿設定を行うことが重要です。

ケース①では、設定された吸入酸素濃度（F_IO_2）が0.8と高濃度の設定となっています。F_IO_2が高ければ、その分乾燥した酸素ガスの割合が増えるため、より乾燥した空気を吸入することになります。

また回路はヒートワイヤーなしのものであり、結露は生じやすい状況にあります。さらにNPPVでは過度な加湿により、回路だけでなくマスク内にも結露が生じることもあり、患者の不快感につながってしまう可能性があります。本症例では、患者が口腔内の乾燥を訴えており、加温加湿器の温度設定を上げているため、さらなる結露の発生を予測して対応していくことが必要になります。

上級者の思考回路

ポイント1：一時的に離脱する際の代替デバイスを準備する

　ヒートワイヤーなしの回路の場合、NPPV で加温加湿器使用中に、条件によってはとても多くの結露が生じてしまうケースがあります。その場合、マスク内の結露の除去のために、マスクを長時間外さなければならない場合もあります。ケース①のように高濃度酸素を投与している場合や高い呼気終末陽圧（PEEP）を使用している場合には、短時間であってもマスクを外すことで容易に SpO₂ の低下をきたしてしまいます。そのため、必ず高流量鼻カニュラ酸素療法（HFNC）などの代替デバイスの準備が必要であり、医師へ一時的な離脱時の代替方法を確認しておくことが必要になります。

ポイント2：リーク量が多いと加湿不足になりやすい

　マスクフィッティングがうまくいかない場合などで、極端な回路リークが発生すると加湿不足になる可能性があります。それは加温加湿器の加湿能力は吸気流量 60L/min 程度であるため、それを上回る回路リークがあると加湿不足につながる可能性があるからです。そのため、NPPV 装着中は患者の自覚症状の確認に加え、マスクの装着状態やリーク量も継続的に確認する必要があります。

ケース紹介②

　70 歳、男性。誤嚥性肺炎。Ⅱ型呼吸不全の診断により経口挿管し、人工呼吸管理を開始。39℃台の発熱、循環動態も不安定で敗血症の状態であった。人工呼吸器では加温加湿器を使用し、呼吸器回路はヒートワイヤー付きで管理をしていた。しかし吸気回路に結露が多く、看護師はその都度回路を開放し結露を除去していた。回路の結露は多いが、痰の粘性は高い状態であった。

ケース②のポイント

加温・加湿の選択は正しいか

　肺炎による敗血症の状態であり、循環動態も不安定であることから人工呼吸管理の長期化が予測されます。また肺炎と敗血症の状態であり、痰も粘性も高いことから人工鼻ではなく加温加湿器が適応となる症例です。また回路に結露があるものの痰の粘性が高いため、加湿不足の

可能性も考え原因と対策を検討します。

機器が正常に作動しているか

　加温加湿器のチャンバー出口温度と口元温度が、それぞれ設定温度になっているか確認します。さらに、チャンバーの内側に結露ができているか確認します。

室温が低すぎることや回路に冷房の直風が当たっていないか

　回路内に多くの結露が生じている場合には、回路が冷やされることによって結露が生じている可能性があります。回路が冷やされることにより飽和水蒸気量が下がり、飽和水蒸気量を超えた分の水蒸気が結露になってしまいます。その場合には室温を上げたり、冷風が直接当たる場合はベッドを移動したりするなども検討します。

　多くの病院で使用されている MR850™ では、回路内の温度が保てず口元温度がチャンバー出口温度 + 2℃にならない場合に、呼吸器回路内の結露を防止するために一時的にチャンバー出口温度を下げる制御が自動で行われています。オートモードで使用中に出口温度が下がっている場合には、この自動制御が働いている状態になるので、対応が必要です。

回路内の結露への対応は正しいか

　ケース②では、回路内の結露の除去のため一時的に回路を外して対応しています。しかし回路を外す行為は、人工呼吸器による PEEP 解除による無気肺のおそれや回路内のエアロゾル曝露の可能性があるため可能な限り避ける必要があります。

　対応として、結露（喀痰が混じっていない場合）は加湿チャンバー内に戻しても問題はありません。水蒸気の分子の大きさは 0.0001 μm であり、細菌やウイルスよりも小さいため水蒸気に混ざって回路内に戻ってくることはありません。ただし、回路内に喀痰が混ざっている場合には、感染予防の観点から回路を一時的に外して除去する必要があります。

上級者の思考回路

　ケース②では、患者の痰の粘稠性は高いものの、回路内は結露が生じている状態でした。「結露があるのに、喀痰が固い」要因に関して、加温・加湿管理の視点で２つポイントをお伝えします。

ポイント１：人工呼吸器の結露が生じている場合では「相対湿度 100％を超える水蒸気があり、十分に加湿されている」と評価してしまうことが多いと思います。しかし、

「(3) 室温が低すぎることや回路に冷房の直風が当たっていないか」で説明したように、温度が下がることによって飽和水蒸気量が低下し結露になってしまったことで、回路出口で必要な水分量が不足している可能性があります。それが原因で不足している分の水分が気道から奪われることにより、粘性の高い痰の状態になる可能性があるます。そのため「結露＝加湿は十分」ではなく、結露になることで必要な水蒸気が気管に届いていない可能性があることも考えてアセスメントをする必要があります。

ポイント2：39℃台の発熱に関しては、どのように考えたらよいでしょうか。加温・加湿の設定は、通常設定では口元は40℃に設定され、その後3℃程度冷やされ体温と同程度の温度37℃になって気管内に流入します。この場合、体温が36〜37℃程度であれば問題はありません。しかし患者が高熱の場合には、流入した気体は気道内で相対湿度が100％にならず気道から水分を奪い喀痰の粘稠性が上がってしまうことも念頭に置かなければなりません。この場合は、加湿管理には問題ありませんので、解熱薬の使用など、発熱に対する対症療法を検討します。

上級者の視点をモノにするエッセンス

● 湿度と温度の関係を理解し、加温加湿器のシステムを理解することが重要である。

● 回路内に結露が生じているからといって、必ずしも加湿が十分でない場合がある。結露が生じることにより、最終的に必要な水蒸気の不足につながってしまう可能性がある。

● 高熱の場合には、加温加湿器であっても相対湿度は100％以下になってしまう可能性があることを念頭に置きアセスメントする。

引用・参考文献
1. Fisher & Paykel HEALTHCARE 株式会社. "気道の生理学的昨日". MR850 加温加湿器 &EvaquaTM 2：詳細資料. https://www.fphcare.jp［2024. 4. 7］
2. 松村千秋. 加温加湿. 重症集中ケア. 12 (6), 62-70.
3. 大塚将秀ほか. 特集：お悩みスッキリ解決します! 加温加湿完全攻略ガイド. 呼吸器ケア. 12 (6), 2014, 505-47.
4. 磨田裕. 加温加湿と人工鼻. 人工呼吸. 15 (2), 1998, 83-90.
5. 磨田裕. "加温加湿". 図説 ICU：呼吸管理編. 奥津芳人ほか編. 東京, 真興交易, 1996, 310-3.
6. 宮尾秀樹. "加温加湿". 呼吸療法テキスト. 改訂版第2版. 3学会（日本胸部学会・日本呼吸器学会・日本麻酔科学会）合同呼吸療法認定士委員会 編. 東京. 克誠堂出版, 2005, 110-7.
7. Suzukawa, M. et al. The effects on sputum characteristics of combining an unheated humidifier with a heat-moisture exchanging filter. Respir Care. 34 (11), 1989, 976-84.

菅原隆広

11　皮膚トラブル予防のケア

人工呼吸管理中の皮膚トラブル予防のポイント

　人工呼吸管理中の患者は、その患者の特徴や使用する機器によって皮膚トラブルを生じやすい状況にあり、注意して予防する必要があります。

人工呼吸管理中の患者の特徴

　人工呼吸管理中の患者は、呼吸や循環動態の悪化から治療を受けていることが多く、侵襲による組織の循環不全や異化亢進、代謝変化を伴っています。このような状態で皮膚機能をみると、局所の循環不全が生じやすく、タンパク質やコラーゲンの減少から皮膚に萎縮や菲薄化が起こりやすくなっています。また、不動状態や陽圧換気の影響などにより静脈還流の低下がみられることや、水分のサードスペースへの移行によって全身に浮腫をきたしやすくなります。この浮腫によって皮膚が伸展し、菲薄となります。同時に不適切な栄養管理は皮膚機能に影響を与え、外力に対して損傷を受けやすくなります。これらの皮膚の機能低下により、皮膚が脆弱な状態になります。

　さらに鎮静薬の投与が行われた場合、不動状態が増加し、同一箇所への皮膚の圧迫が生じやすくなります。同時に、同一体位や使用する機器の圧迫などによる痛みなどの訴えが難しくなることも考えられます。

皮膚トラブルの種類

　皮膚トラブルの種類をに**図1** [1] 示します。

MDRPU（医療関連機器圧迫創傷）

　MDRPU（medical device-related pressure ulcer）は医療機器が、持続的な圧迫、摩擦、ず

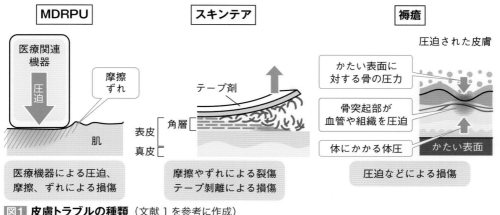

図1 皮膚トラブルの種類（文献1を参考に作成）

れによって皮膚や組織に局所的な創傷を引き起こす皮膚トラブルです。褥瘡との違いは、発生部位が通常の褥瘡好発部位とは異なり、医療機器が接触する位置に発生し、かつ医療機器ごとに発生部位が異なることです。

スキンテア

　スキンテア（skin tear：皮膚裂傷）は、摩擦やずれによって皮膚が裂け、真皮深層まで損傷する状態を指します。高齢者のドライスキンのようにしわが多く薄い皮膚に発生しやすく、また皮下出血や浮腫があるとスキンテアのリスクが高まります。スキンテアは外力によって皮膚に生じ、また皮膚に貼られたテープやドレッシング材を剥がす際にも発生することがあります。

褥瘡

　褥瘡は、体が長時間同じ位置にあることによって皮膚が圧迫され、血流が妨げられることで発生する潰瘍性の皮膚障害です。主に体による圧力がかかりやすい部位でみられ、皮膚の損傷や潰瘍が生じます。

予防的ケア

外力の軽減

　皮膚トラブルの局所的な原因には、圧迫、摩擦、ずれなどの外力が関与しており、これらの外力を取り除くことが皮膚トラブルの予防策として必要です。医療機器の過剰な締め付けや圧迫を避け、長時間同一の外力がかからないよう予防的なケアを行います。

医療機器などの固定において、テープを使用する際にも注意が必要です。テープの剥離によるスキンテアや誤った貼り付け方による皮膚損傷が発生する可能性があるため、慎重な取り扱いが必要です（図2）[2, 3]。

スキンケア

皮膚の清潔を維持することは、皮膚のバリア機能を保つ上で重要です。定期的な皮膚の洗浄や皮膚保湿クリームの塗布を行い、皮膚のバリア機能を維持します。またスキンケアの際には、皮膚トラブルの徴候を見逃さないように観察しましょう。

ドレッシング材の使用

予防的に、あらかじめ皮膚欠損用創傷被覆材を貼付することも外力を軽減するために有効です。ただし、予防的な創傷被覆材の使用は保険償還の対象外であり、保険請求ができません。皮膚保護を目的とした製品（ココロールなど）も販売されていますが、皮膚損傷が生じた場合にはその局所へ直接貼付できないなどの使用上の注意点もあります。このことより、予防的にドレッシング材を使用する場合、使用方法や手順を各施設で取り決めておくことが必要です。

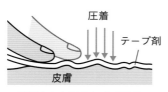

皮膚のしわに合わせて貼る

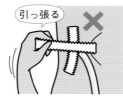

テープを引っ張ると、皮膚が伸展するなど刺激を受け、緊張性水疱の発生やスキンテアなど損傷の原因となる

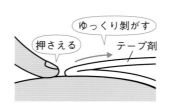

粘着面を180°折り返し、皮膚が持ち上がらないよう手で押さえながらゆっくり剥がす。剥離剤の使用も有効

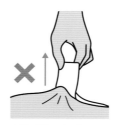

皮膚が持ち上がりスキンテアの原因になる

図2 テープの貼り方、剥がし方の注意点（文献2、3を参考に作成）

全身管理

　皮膚トラブルの原因となる人工呼吸器を早期に離脱すること、また不動状態を少なくすることは、皮膚トラブルの予防につながります。このためには早期離床を目指し、適切な鎮痛鎮静管理を行います。同時に栄養管理も重要であり、適切な栄養計画を立て皮膚機能の維持を目指します。

こんなときはどう考える？ どうケアする？

現場の Q1

挿管チューブや固定テープで皮膚や口角に痕が残る。皮膚や粘膜のトラブルを予防するためのケアとは？

ポイント：挿管チューブの固定には、テープや固定器具を使用する方法がある。挿管チューブを固定する際に重要なのは確実な固定であるが、同時に皮膚や粘膜のトラブル予防も考慮する必要がある。挿管チューブによる皮膚や粘膜のトラブルには、チューブが直接接触する口唇や口角、口腔内の舌や粘膜の損傷、固定テープや固定器具による顔面皮膚のトラブルがある。また、挿管チューブと共に使用されるバイトブロックも同様にトラブルの原因となる。

挿管チューブや固定テープによる皮膚トラブルの予防策

口角、口唇へ押し付けて固定しない

　固定する際には、口角や口唇への押し付けを避けることが重要です。過度な圧迫は、皮膚や粘膜に損傷を与える可能性があります。同様にテープで固定する場合には、固定位置を毎日変更します。定期的な位置変更は、特定の部位への圧迫を軽減し、皮膚トラブルの予防となります（図3）。

固定テープの貼り付けと剝離方法に注意する（図2）

　挿管チューブを固定する際に使用するテープは、確実に固定を行えるよう、接着力が強い場

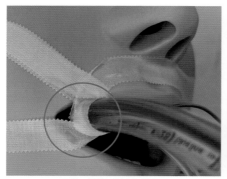
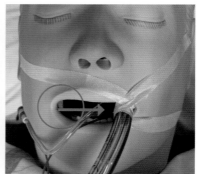

口角へ押し当てすぎない　　　　　　　　次の固定交換は違う固定位置へ変更

図3 挿管チューブ固定の注意点

合があります。テープの交換時に皮膚剥離によるスキンテアのリスクが生じる可能性があります。テープを剥がす際には、皮膚を優しく押さえながら鋭角に剥がすことや、剥離剤を使用することも予防策として効果的です。

　またテープを貼り付ける際に、引っ張って貼り付けると、皮膚のずれやよれが生じ、皮膚トラブルの原因となります。皮膚のしわや形に沿って貼り付けを行います。あらかじめ、液状の皮膚保護剤を塗布することも皮膚保護に効果的です。

口唇、口腔内のケア

　口唇・口角や口腔内は少なからず挿管チューブと接触します。口唇や口角へはリップクリームやワセリンを塗布し、口腔内は口腔ケアにより清潔を保ち、口腔内保湿剤を使用することでトラブルを予防します。

固定器具による固定（図4）

　気管チューブの固定器具が発売されており、気管チューブ固定位置を容易に変更・調整できるものや顔面皮膚への刺激が少なく毎日の剥離が不要なものもあります。しかし、これらの器具を使用する際には適応や価格などを考慮する必要があるため、使用ルールを決めておく必要があります。

バイトブロックの種類と必要性を検討

　バイトブロックも気管チューブと共に口腔内へ挿入する必要があるため、気管チューブと同様にトラブルの原因となります。口腔内へ挿入するタイプが一般的ですが、気管チューブへ巻きつけるタイプでは口腔内のスペースが空くことや、皮膚へテープで固定する必要がないため、皮膚、粘膜損傷のリスクを軽減できるかもしれません（図5）。また筋弛緩薬を使用している

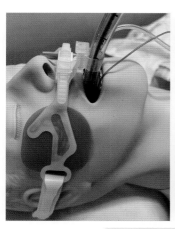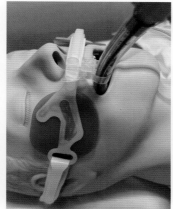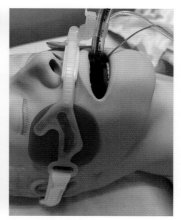

> **メリット**
> ・挿管チューブの固定位置を変更できる。口角以外での固定が可能
> ・口腔内の観察が容易
> ・皮膚との固定面を頻繁に剝離しなくてよい（最長7日程度）

図4 固定器具を用いた挿管チューブ固定例（アンカーファスト）

挿入型	挿管チューブ巻き付け型	ストリームガード・オーバル
	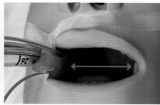	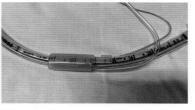

> **巻き付け型バイトブロックの使用例とメリット**
> ・口唇や口腔内粘膜・舌との接触部位を減らすことができる

図5 バイトブロックの選択

場合や歯がないなど、バイトブロックが必要ないケースも考えられます。患者の個別の状態に基づいて、バイトブロックの必要性を判断することが重要です。

上級者の思考回路

挿管期間が長期化した場合や、浮腫や血流不全がみられている場合は特に皮膚、粘膜に損傷を起こしやすい状態です。口角以外の位置で固定するなど柔軟に対応します。日々のケアでテープ剝離に気をつけていたはずが、抜管を行った医師によってテープ剝離によるスキンテアを生じてしまうこともあります。最後まで慎重にケアしていきましょう。

**NPPV マスクによる
皮膚トラブル予防のケアとは?**

ポイント

非侵襲的陽圧換気（NPPV）専用マスクにはさま
ざまな種類があり、その多くは顔面にマスクを押し
当て、換気を行うものになっている。マスクが顔面
皮膚に接触する箇所では、その外力により皮膚ト
ラブルを生じやすくなる（図6）。

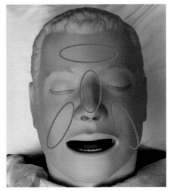

図6 NPPV マスクによる皮膚
トラブル好発部位

NPPV マスクによる皮膚トラブルの予防策

マスクのサイズや種類が適切であるか評価する

　適切なマスクサイズを選択することが重要です。マスクサイズが合わないと、リークの量が
増え、結果としてマスクを強く押し当ててしまいます。マスクを選ぶ際には、付属のサイズ計
測器を使用して、患者に適したサイズであるか確認します。

　マスクの種類を選択する際には、フィッティングの良いものを選ぶことや、圧迫される部位
を変更できるように、時間ごとに異なるマスクに交換することも皮膚トラブルの予防策となり
ます（図7）。

マスクを締め付けすぎない

　NPPV では、マスクからのガスリークがあっても、人工呼吸器が設定された圧で換気が行え
るよう調整しています。使用する機器によって調整範囲が異なりますが、調整範囲内でリーク
量が維持され、かつ患者が不快に感じない範囲でマスクの締め付けを緩めることが重要です。

　マスクフィッティングも重要です（図8）。装着位置や角度など調整を行わないままマスク
を装着し、リークが多いといった理由からマスクを締め付けてしまうケースも見受けられます。
マスクを装着する際には適切な位置、角度、締め付けを行い、快適性を維持し、適切な換気が
保てるよう調整を行います（図9）。

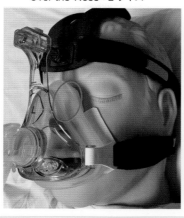

AF541 フルフェイスマスク
Over-the-Nose：L サイズ

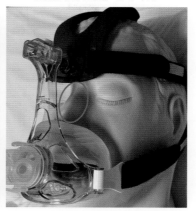

AF541 フルフェイスマスク
Under-the-Nose：B サイズ

・定期的にマスクを変更することによって、皮膚トラブル好発部位の外圧を解除する
・皮膚トラブル発生時も、マスクを変更することで悪化を予防する

図7 マスクの選択

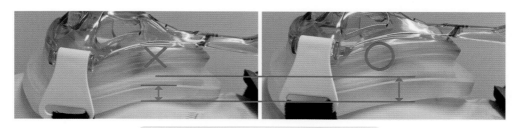

マスクを押し当てすぎない
→マスクの伸縮部分が押しつぶされないようにする

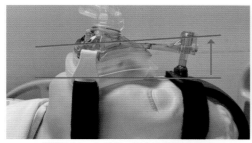

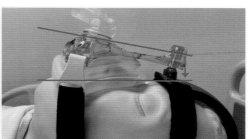

顎側にリークが多い場合は額側を離す　　　額側にリークが多い場合は額側を近づける

マスクを強く締め付けすぎない
右マスクの角度調整でリークが改善することも多い

図8 マスクフィッティング

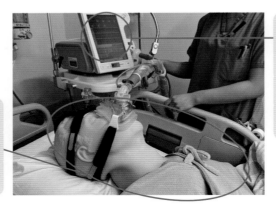

・呼吸様式の悪化がないか
・マスクの締め付けによる苦痛はないか
・リークによる苦痛はないか

・トータルリーク量が機器の制御範囲にあるか（機器例：60L/min以下）
・換気量は維持されているか
・設定圧、換気は問題ないか

図9 マスクフィッティング時の観察点（皮膚トラブル予防の観点から）

除圧の時間を設ける

　NPPV の利点の一つは、マスクを簡単に外せることです。短時間であっても、口腔ケアや顔を拭くタイミングなど、数時間ごとにマスクを外すことで、皮膚にかかる外力を解除でき、皮膚トラブルの発生リスクを抑えることができます。

必要時は予防的に皮膚保護剤を使用する

　NPPV マスクによる皮膚への外力を軽減させるため、皮膚トラブル好発部位へ皮膚保護剤を貼付します（図10）。

清潔を保つ

　皮膚を清潔に保ち、皮膚のバリア機能を維持します。マスクの汚れも定期的に取り除きます。

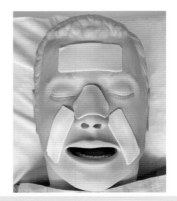

鼻マスク、フェイスマスクによる皮膚トラブル好発部位へ貼付する
〈注意点〉
・創傷部へ使用できない商品もある
・創傷被覆材は保険償還の対象外である

図10 ドレッシング材（ココロール）を使用した皮膚保護例

上級者の思考回路

　NPPVを継続できるか否かは、患者の認容性に大きく依存します。皮膚トラブルが発生すると、不快や苦痛が増し、NPPVの継続を難しくする一因となります。

また、顔面皮膚の損傷によってマスクを装着すること事態が困難となってしまう場合も考えられるため、皮膚トラブル予防は重要となってきます。

　皮膚トラブル予防へのアプローチは、単に皮膚の局所的なケアだけでなく、マスクの適切なフィッティングを確認するためにリーク量などをモニタリングし、患者の装着感にも留意する必要があります。

現場のQ3　気管切開チューブの固定で皮膚に圧痕ができているとき、どのようにケアする？

ポイント：気管切開チューブの固定には、チューブに付属する紐が使用されることが一般的である。ただ、この紐は皮膚との接触面積が少ないため固定の圧が一点に集中しやすく、これが皮膚に食い込む形となり、皮膚トラブルの原因となることがある。

気管切開チューブの固定による皮膚トラブルの予防策

固定の強さを調整する

　紐の固定力を適切に調整することが重要です。過度な力がかかると皮膚への圧が強くなり、トラブルのリスクが高まります。

固定方法を変更する

　バンドタイプに変更することで圧が分散され、皮膚トラブルの予防につながります（**図11**）。

予防的に皮膚保護剤を使用する

　紐によって圧痕が残る場合や気管切開術直後で余裕が少ない状態で気管チューブを固定したい場合などは、紐との接触部位に皮膚保護剤を貼付することで、皮膚への外力を軽減できます。

ココロールを使用した皮膚保護例	バンドを使用した皮膚保護例	指が入る程度の強さで固定
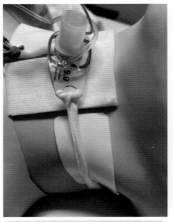	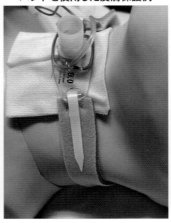	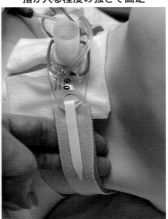

紐での固定の場合、皮膚との接触面積が小さいため皮膚トラブルを生じやすい

図11 気管切開チューブの固定方法

🧠 上級者の思考回路 🧠

気管切開術直後など、切開部の動揺を防ぐため、気管チューブを紐で強めに固定する場合もあります。気管チューブ固定前に皮膚保護剤を貼付してもらうなど、少しの配慮で皮膚トラブルの発生を軽減できます。

上級者の視点をモノにするエッセンス

- 人工呼吸管理中の患者は、全身状態の悪化や侵襲などにより、皮膚トラブルが生じやすい。
- 人工呼吸管理中の皮膚トラブルには、MDRPU、スキンテア、褥瘡などがあり、これらは医療処置や医療機器の使用によって発生しやすいため、適切な予防が必要である。
- 皮膚トラブルの予防には、外力による圧迫、摩擦、ずれなどを軽減するケアを継続的に行うことが重要である。

引用・参考文献
1. 株式会社共和メディカルグループ. MDRPU を発生させない! 予防的ケアの実践例. https://www.skinix.jp/wisdom/report/case01/ [2024. 3. 4]
2. 中屋貴子. 今はこうする! 手術室で行うスキン - テアの予防，早期対応. オペナーシング. 38 (11), 2023, 1073-82.
3. 3M. 粘着製品（テープ）による表皮剥離・かぶれ等の皮膚トラブル対策. https://www.3mcompany.jp/3M/ja_JP/medical-jp/topics/1/ [2024. 3. 4]
4. 日本呼吸器学会 NPPV ガイドライン作成委員会編. NPPV（非侵襲的陽圧換気療法）ガイドライン. 改訂第 2 版. 東京, 2015, 157p. https://www.jrs.or.jp/publication/file/NPPVGL.pdf [2024. 1. 10]
5. 近藤玲加. 医療関連機器圧迫創傷（看護）. 人工呼吸. 40 (1), 2023, 51-8.
6. 佐々木正吾. NPPV による呼吸管理. 重症集中ケア. 21 (1), 2022, 81-7.
7. 中川ひろみほか. 人工呼吸器管理が必要な患者の皮膚障害発生メカニズム. 呼吸器ケア. 11 (11), 2013, 1202-7.

平野 充

12　グラフィックモニターの見かた、ケアへの活かしかた

グラフィックモニターを見るときのポイント

　人工呼吸器に示されている数値や波形を見るときは、患者の呼吸状態を観察しながら併せて見ることがポイントです。グラフィック波形を勉強すると、波形のみに着目してしまい、患者の実際の呼吸を観察することを忘れてしまっている方もいます。本稿ではグラフィックモニターについて説明しますが、基本的には患者の呼吸を観察しながらグラフィックモニターを併せて見ていることを前提にして学習しましょう。そうすることで、患者の呼吸を先に観察すればおそらくこういうグラフィック波形になっているだろうと想像できますし、逆にグラフィック波形を先に見れば患者の呼吸はおそらくこういう呼吸になっているだろうと想像できるようになります。これが、患者の呼吸とグラフィック波形をより理解できるようになる方法です。

　患者と人工呼吸の非同調には、患者の呼吸メカニクス、患者の吸気力、鎮静薬使用、呼吸のサイクル基準、人工呼吸器の特性、人工呼吸設定、サポートレベルなど、さまざまなことが影響します[1]。何が原因になっているのかは、これらを一つひとつ考える必要があります。

　なお、波形の種類と患者と人工呼吸間に非同調がない場合に描かれる波形は、基本的なことですので押さえておきましょう。以下にループ以外の波形の種類とどのような波形が描かれるのか、簡単にまとめました[2]。**図1〜3**は、量規定換気（VCV）と圧規定換気（PCV）の補助換気や調節換気のときの一般的な波形です。

気道内圧−時間波形

　縦軸は気道内圧で、横軸は時間軸です。縦軸は上に向かうほど圧が高いことを意味します。呼気終末陽圧（PEEP）の圧を基線として、必ず上向きの波形となります。なぜ上向きなのかは、人工呼吸器がガスを体内に送り込む（陽圧をかける）からです。

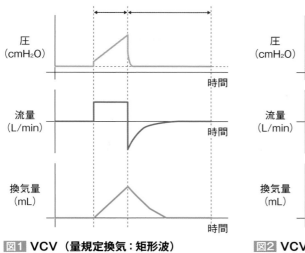

図1 VCV（量規定換気：矩形波）

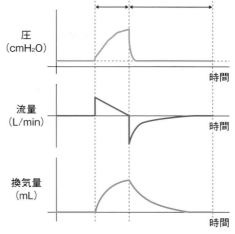

図2 VCV（量規定換気：漸減波）

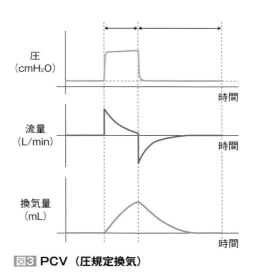

図3 PCV（圧規定換気）

流量—時間波形

　縦軸は流量、横軸は時間軸です。さらに縦軸は、横軸を基線として上向き波形である吸気波形と、下向き波形である呼気波形が描かれます。上向き波形は上に向かうほど吸気流量が多いことを示し、下向き波形は下に向かうほど呼気流量が多いことを示しています。人工呼吸器がガスを送り込むときに発生するガスの流れが吸気流量となり、患者の肺から惰性（コンプライアンスと気道抵抗の状況で波形は異なります）で呼出されるときに発生するガスの流れが呼気流量となります。

一回換気量－時間波形

　縦軸は一回換気量、横軸は時間軸です。縦軸は上に向かうほど換気量が多いことを意味します。換気量ゼロを基線として右斜め上に上昇していった頂点（場合によっては平坦）までが吸気で、頂点から下向きに基線に戻ってくる波形が呼気となります。

こんなときはどう考える？ どうケアする？

> **ケース紹介①**
>
> ### Multiple trigger、リバース・トリガー
>
> 　糖尿病、肝硬変、BMI 40、身長 158cm、54 歳の女性。尿路感染症による敗血症ショックになり、人工呼吸管理となった。気管挿管時に、ミダゾラム、フェンタニル、ロクロニウムを使用した。初期設定は、A/C-PC、灌流指標（PI）25、吸気時間（TI）1.0、換気回数（f）12、PEEP 10、吸入酸素濃度（F_iO_2）1.0 で開始し、経皮的動脈血酸素飽和度（SpO_2）を維持していたため、F_iO_2 は 0.5 まで減量できた。圧較差 15cm H_2O（この人工呼吸器では、PI － PEEP が圧較差となる）で、分時換気量（TV）300～350mL（6mL/kg PBW）を維持していた。

ケース①のポイント

　筋弛緩薬の効果が切れてきたころから自発吸気が確認され、調節換気から補助換気になってきます。また、筋弛緩薬の効果が切れる時間帯や鎮静薬の投与量の影響により、患者の呼吸に変化が起こります。本症例において患者の吸気力や呼吸パターンを観察していると、1 回の呼吸で 2 回の吸気が行われていることが確認され、グラフィック波形を確認すると吸気が 2 回行われているような波形を示していました（図4）。明らかな二段吸気ではありませんが、調節換気だけだったときと比べ明らかに波形が異なっていることに気がつきます。

　リバース・トリガー（Reverse trigger）ではない Multiple trigger では、患者の吸気力が優位になっていることで非同調が起こります。PCV だと吸気時間が短いことが原因となるため、吸気時間を調整することで解決されます。しかし今回の波形は、患者の吸気をトリガーしておらず、調節換気で吸気が始まっています。この調節換気の始まりが、患者の不随意な横隔膜の

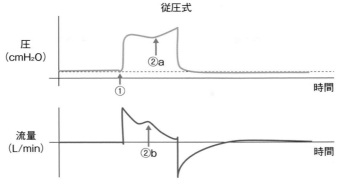

従圧式

図4 本症例のグラフィック波形
①吸気力を示唆する陰圧が吸気の始まりになく、調節換気で吸気が始まる。
②吸気の途中で、気道内圧波形と吸気流量波形に変化がある。
　a：気道内圧波形では、吸気中に圧がわずかに下がる。
　b：吸気流量波形では、吸気中に流量が途中で戻る。

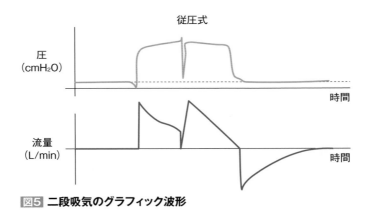

従圧式

図5 二段吸気のグラフィック波形

収縮を刺激することで、リバース・トリガーが起こります。発生機序は病態生理学的にまだ解明されていません[3]。図5のような明らかな二段吸気であれば発見は容易ですが、図4のような波形であれば見逃されていることが多いのではないでしょうか。

　リバース・トリガーだけでなくすべての非同調は、患者の呼吸仕事量、酸素消費量および二酸化炭素産生量を増加させる可能性があるため、対応が必要となります。非同調があった場合の院内プロトコルがあれば、その通りに看護師も実施可能だと思います。しかし、そのようなプロトコルがない場合には、医師に報告が必要です。リバース・トリガーに対して私たち看護師ができることは、その存在を早期に発見して医師に報告することです。

　調節換気で吸気が始まり、その後に患者の吸気が発生している二段吸気は、確実にリバース・トリガーといえるでしょう。医師もどのように対応すればよいのか把握していない場合もあるため、リバース・トリガーを含む非同調があった場合の対応については、ICU内のプロトコルとして整備しておけば、それを医師に情報共有することで早期に対応できると思います。文献3の中に、非同調の対応フローが掲載されていますので、興味のある方はご覧ください[3]。

ケース紹介②

PCV 使用中の換気量低下

　気胸、慢性閉塞性肺疾患（COPD）を既往に持ち、重症肺炎になり人工呼吸管理となった78歳男性。身長170cm。元々はADL自立で日中は畑仕事を行うことができていた。大酒家。人工呼吸管理2日目に、強い咳嗽の後、右気胸となり胸腔ドレーンが挿入された。リークは呼気時のみに観察されている。A/C-PC管理中で、鎮静・鎮痛薬が使用されており、RASS−4〜+2で管理されている。バイタルサインは安定しており、カテコラミンは少量のみである。元々大酒家であるため、鎮静薬の使用量に苦戦しており、鎮静が深くなると吸気力の減少と換気量の低下が起こり、RASSが浅くなると換気量が増加し呼吸数が増加することで内因性PEEP（auto-PEEP）が発生してしまう状態。

人工呼吸器設定：PI 22、TI 0.8、f 10、PEEP 8、F_IO_2 0.5（この人工呼吸器の圧較差は、PI − PEEPで考えるため、圧較差14cm H_2O である）。

ケース②のポイント

　人工呼吸器側の問題がなく、肺メカニクスに変化がなく、気胸がなく、内因性PEEP（auto-PEEP）となるような患者でない場合は、① RASSが深くなることで吸気力に影響して一回換気量が減少することは簡単に理解することができると思います。しかし本症例のように、気胸があって胸腔ドレーンからリークがある場合、COPDにより内因性PEEPを起こすような症例においては、一回換気量の減少が単なる鎮静に影響された吸気力の減少によるものだと考えないようにしましょう。もしかすると、②気胸が悪化している可能性があります。加えて、本症例で使用している人工呼吸器は、PEEP上からの吸気圧（圧較差）という作動ではなく、

PI-PEEP が圧較差であるため、③内因性 PEEP が発生して圧較差を減少させている可能性もあります。

一回換気量減少は誰でも簡単に見つけられますが、なぜ換気量減少が起こったのかは患者の呼吸に影響するさまざまな情報を統合して確認する必要があります。患者の吸気力に関係なく低下した場合には、上記の特殊な問題だけでなく、④患者の気道抵抗の上昇や⑤コンプライアンスの低下、⑥単純に人工気道や回路からのリークという基本的な問題が生じている可能性があります。臨床でありがちですが、⑦医師が誰にも言わずに吸気圧（圧較差）を減少させていたということもあるでしょう。ここに挙げただけでも、PCV 管理中に一回換気量が低下する原因として、①〜⑦の 7 つが挙げられました。ほかにも関係することはありますが、最低でもこの 7 つを把握しておくことが、原因に対して早期に対応できると考えます。

一回換気量の見かた

みなさんが使用している人工呼吸器に表示されている一回換気量は、一回吸気量ですか？ それとも一回呼気量ですか？ それとも両方ですか？ いずれの場合であったとしても、グラフィック波形でリークを示す波形があった場合には、その数値はなぜそのような値を示しているのかを考える必要があります。

例えば、PCV のケースで考えてみましょう。いつも見ている換気量データが、吸気量500mL くらいで表示されているとします。このとき、吸気量が変わっていないから何も起こっていないと考えるだけだと、リークを見逃してしまいます。言い換えると、いつも見ている換気量が吸気量だった場合、グラフィック波形もしくはすべてのデータ画面を出して呼気量を見なければ、リークが起こっているかに気がつくことができません。では、いつも見ている換気量データが呼気量だったとします。これまで呼気量は 500mL だったのに、ある時点から300mL に減ってしまいました。このときに、患者の状態が変わったのか？ を考えますよね。その場合吸気量を確認すると、呼気量の低下の原因がリークの問題なのか、患者側の要因が影響しているのかを考えることができます。

換気量−時間波形の呼気波形が、**図6** のように 0 に戻る手前で終了してしまっている場合、リークが原因で呼気量表示が低下したと考えることができます。リークがどこにあるのか確認し、リーク箇所を見つけて対応し、吸気量、呼気量が同じ程度になり、換気量−時間波形にリーク波形がなくなれば、呼気量が低下した原因はリークであり、患者の病態悪化ではないことが判断できます。なお、気胸により胸腔ドレーンが挿入されているケースでリークがある場合には、呼気波形でリーク波形になることは当たり前のことになります。このような場合には、受け持った時点での胸腔ドレーンからのリーク程度を確認しておき、一回換気量が低下したと

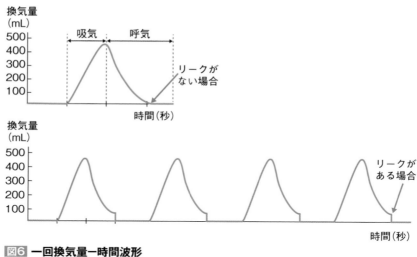

図6 一回換気量－時間波形

きに、胸腔ドレーンのリーク量が増えていないかどうかを確認することが必要になります。胸腔ドレーンからのリーク量が同じ程度であった場合、一回換気量を低下させた原因は別にあることになります。

　カフや回路のリーク、胸腔ドレーンのリークが原因ではなかった場合の呼気量低下は、患者の病態が関係しています。PCV の場合、換気量に影響する患者側の 3 つの要素である、①吸気力の変化、②気道抵抗の変化、③コンプライアンスの変化を考える必要があります[4]。

①吸気力が消失していないか？ これは鎮静レベルにも影響しますし、鎮静をかけていなければ意識レベルが影響していますので、その確認が必要になります。

②気道抵抗が増加していないか？ 分泌物による気道の狭窄がないか、副雑音の出現や程度の増強を確認する必要があります。

③コンプライアンスが低下していないか？ 肺が膨らみにくい状態になっていないか、胸郭の可動に左右差はないか、呼吸音の変化や副雑音の程度を確認する必要があります。本症例で使用している人工呼吸器のように圧較差が PI-PEEP の場合には、内因性 PEEP が影響している可能性がありますので、内因性 PEEP を発生させる病態がないかを確認します。

上級者の思考回路

PCVは、VCVよりも非同調が起こりにくい可能性があります。それは、PCVでは通常、患者が吸気を始めた時に吸気流量の制限がかからないからです。ただし、人工呼吸器によっては、PCVであっても吸気流量の設定がある機種もあります。VCVの場合は、一回換気量は設定値であり、気道内圧は変化値です。人工呼吸器管理において、変化値である気道内圧は、何が影響して変化するのかを考えます。PCVの場合は、気道内圧（吸気圧：駆動圧）は設定値であり、一回換気量は変化値です。変化値である一回換気量は、何が影響して変化するのかを考えます。VCVにしろ、PCVにしろ、その変化値に影響しているのは、患者の吸気力、気道抵抗、コンプライアンスの3つであることを覚えておきましょう。

上級者の視点をモノにするエッセンス

● リバース・トリガーは気がついていないだけで、起こっている可能性があります。それに気がつくためには、患者の呼吸とグラフィック波形の両方を確認することです。調節呼吸で始まった吸気の波形が、これまでと違った形になっていたら、リバース・トリガーではないかと疑ってみましょう。

● PCV管理は、VCVよりも非同調になりにくい可能性があり、臨床でよく使用されています。しかし、PCVで管理する場合の換気量のアセスメントは、VCVのときよりも複雑になることを意識して患者の呼吸をアセスメントしましょう。

引用・参考文献
1. Mirabella, L. et al. Patient-Ventilator Asynchronies : Clinical Implications and Practical Solutions. Respir care. 65（11), 2020, 1751-66.
2. Dexter, AM. et al. Ventilator Graphics : Scalars, Loops, & Secondary Measures. Respir Care. 65（6), 2020, 739-59.
3. Murray, B. et al. Reverse Triggering : An Introduction to Diagnosis, Management, and Pharmacologic Implications. Front Pharmacol. 13, 2022, 879011.
4. Ashworth, L. et al. Clinical management of pressure control ventilation : An algorithmic method of patient ventilatory management to address "forgotten but important variables". J Crit Care. 43, 2018, 169-82.

戎 初代

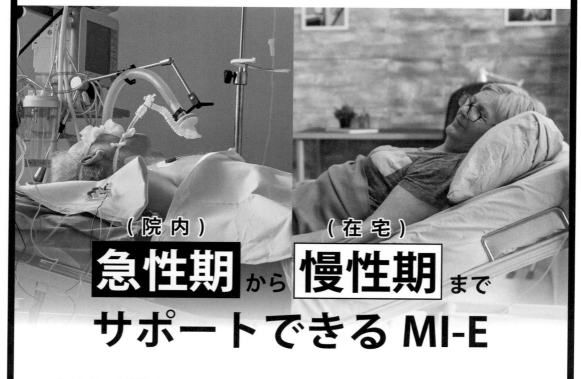
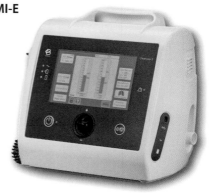

Part.

3

緊急時に
必要なケア

13 用手換気

用手換気によるケアのポイント

　用手換気は、医療現場で高度な実践スキルを有する看護師（特定看護師、呼吸療法認定士の資格を持つ看護士など）が実施する呼吸ケアの中で、患者予後に直接影響を及ぼす重要なものです。ここで用いられるデバイスとしては、ジャクソンリース回路やバッグバルブマスクといった代表的な2つのものがあり、呼吸困難や呼吸不全を呈している患者のサポートをするために使用されますが、それぞれ考慮するべき事項があります（表1）。そこで本稿では、看護師がこのデバイスを用いて提供するケアの種類に関して、重要なポイントをいくつか紹介します。

ジャクソンリース回路による換気

　この装置は、主に陽圧換気を行うために用いられます。流量膨張式バッグ（flow inflating bag）に分類され、酸素で膨らんだ呼吸バッグを手でスクイーズすることで呼吸ケアを行います。高濃度酸素投与と呼気終末陽圧（PEEP）付加ができる点から、主に十分な酸素化が必要な症例に適しています。一方で呼気がバッグ内に混入する構造となっているので呼気中の二酸化炭素を再吸入しやすい点、ガスが流入しないとバッグが膨らまない点から十分な酸素流量を設定する必要があります（図1）。多くの場合は気管挿管されている場合に用いられ、その際に忘れてはならない重要なポイントは以下のとおりです。

表1 ジャクソンリース回路とバッグバルブマスクの特徴比較

	ジャクソンリース	バッグバルブマスク
押さえておきたい特徴	・酸素もしくは医療用ガスが必要 ・確実な陽圧を提供できる ・使用にはある程度の慣れが必要	・操作が簡単 ・酸素や医療用ガスがなくても使える
良い適応	・すでに気管挿管されている症例 ・ある程度の陽圧を付加したい症例	・自然気道の患者の呼吸補助 　心肺蘇生時
使用上の留意点	呼気二酸化炭素の再吸入を防ぐには、患者の分時換気量以上の酸素流量が必要	・リザーバーをつけないとF_IO_2が上がらない ・マスクフィットに十分な注意を払う

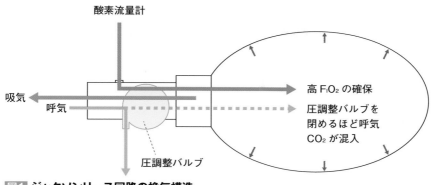

図1 ジャクソンリース回路の換気構造

図中テキスト:
酸素流量計
吸気
呼気
圧調整バルブ
高 F_IO_2 の確保
圧調整バルブを
閉めるほど呼気
CO_2 が混入

・患者のニーズに応じて酸素流量を調整する（成人の場合 6～10L/min 程度）。
・吸気は 1 秒より少しだけ長めにする。
・軽くバッグの抵抗を感じる程度の圧力で 5 秒に 1 回スクイーズする。
・呼気時間で元通りのサイズにバッグが膨らむバルブの締め具合にする。
・不慣れな場合はマノメータ付き圧力制限バルブを使用し、肺の過膨張や過剰な PEEP になっていないかを換気中に常にチェックする。

> ●ポイント：麻酔回路の分類である Mapleson 分類 [1] でジャクソンリース回路は D 回路とほぼ同じなので、学術論文では「Mapleson D 回路」と記述されている場合があります。

バッグバルブマスク換気

　バッグバルブマスクを用いた換気は、患者の顔にかぶせたマスクに装着した自己拡張式のバッグを使用して呼吸ケアを行うものです。酸素や医療用ガスがなくても使用できる利点から、主に低換気を示唆する症例に適しています。ジャクソンリース回路と異なり、圧を制御するためのリリースバルブが製品ごとに固定されており（40～70cmH₂O 程度）、マスクとバッグの間に一方向弁（バルブ）が付いていて、バッグ内に患者の呼気が混入しにくい構造となっています（図2）。換気効果を最大にするための重要なポイントは、以下とおりです。
・マスクと患者の顔面が適切にシールされていることを確認する。
・頭部後屈をかけながら軽く胸郭が挙上する程度の換気を実施する。
・バッグを 1 秒程度スクイーズする。
・高濃度酸素を投与したい場合はリザーバー付き BVM を使用し、リザーバーが膨らんでいることが重要である。

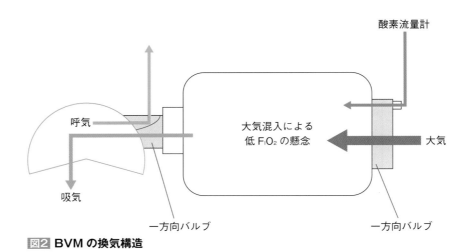

酸素流量計

呼気

大気混入による
低 F_IO_2 の懸念

大気

吸気

一方向バルブ

一方向バルブ

図2 BVM の換気構造

表2 用手換気における上級者目線の観察ポイント

	観察ポイント
眼	・ヒト：胸郭の動き（挙上の程度、左右差がないか） ・モノ：モニターのパラメータ（意外と血圧低下が起きやすい） 　　　　呼吸バッグやリザーバーが膨らんでいるか
手	・ヒト：気道確保とデバイス保持の感触 ・モノ：呼吸バッグのコンプライアンス 　　　・硬すぎる場合：気道閉塞や位置異常、PEEP バルブの締めすぎ、 　　　　　　　　　　　胸郭・肺コンプライアンスの異常 　　　・手応えがない場合：デバイスの外れ、酸素流量不足、 　　　　　　　　　　　　PEEP バルブの開けすぎ
耳	・ヒト：リーク音などの異音がないか ・モノ：酸素流量から発生する音 　　　　モニターアラームや酸素飽和度の同期音の変化

ジャクソンリース回路／バッグバルブマスク換気に共通して重要なポイント

　用手換気が行われる状況によっては、十分な生体情報装置がない場合もあります。そのような状況に備えて普段の使用時から「眼」や「手」、「耳」を使って情報を収集することが大切です（表2）。目的とするアウトカム（酸素化改善なのか？換気の補助なのか？）を念頭に置きながら、医療行為の「実施」とその「評価」を繰り返します。また、よかれと思ってやった医療行為でも、有害事象（この場合は胃送気や肺過膨張など）が発生していないかは常に意識しておく必要があります。共通するコツとポイントは下記のとおりです。

・自発呼吸の補助をする場合は、患者の"呼気の終わり"のタイミングで加圧を開始する。

・胸部運動、バッグスクイーズの手ごたえなど、実施行為を継続的に評価する。

・用手換気の目的に合わせて換気回数や量、圧など換気パラメータを調整する。

・過剰な換気圧による胃送気や血圧低下などの合併症に注意する。

・常にデバイスの位置異常が発生していないかに留意する。

こんなときはどう考える? どうケアする?

ケース紹介①
65歳、男性。169cm、76kg。
内視鏡センターで上部消化管内視鏡検査に際し、ミダゾラム合計8mgで鎮静中に体動があり、追加でプロポフォールを40mg投与したところ体動はきれいに収まった。しかし5分後にSpO$_2$が徐々に低下し始め、内視鏡センターの看護師からICUにヘルプの連絡が入った。その時点でのSpO$_2$は86%にまで低下していたとのこと。

ケース①のポイント

　過鎮静による呼吸停止あるいは上気道の閉塞が起こっている可能性があり、対処法としていずれの場合も想定し、用手的気道確保とバッグバルブマスクによる用手的換気による人工呼吸が必要です。高度な低酸素状態であることから、高流量酸素（10L/min以上）を投与するためリザーバー付きバッグバルブマスクを装着し、EC法で確実に患者の顔にマスクを密着させて、バッグをスクイーズします。鎮静効果が拮抗されて人工呼吸中に意識が改善し自発呼吸が出現し始めたら、自発呼吸に合わせて補助換気を実施し、やがて十分な自発呼吸の回数となり呼名反応が認められたら、バッグバルブマスクの補助換気を終了します。その後は酸素投与を徐々に下げて様子を見ていきます。

　ヘルプの直接的要因は「酸素飽和度（SpO₂）低下」ですが、まずは落ち着いて、届いた情報からその要因を分解して考えてみます。いわゆる急変時対応の「意識ABC」の順番で問題を整理してみると、このケースでは鎮静薬の影響による①意識低下、②気道閉塞の可能性、③呼吸停止の可能性などがあり、中枢神経抑制に起因する"換気不全"が主因です。一方、介入で換気不全が解決した後も「酸素の吸入が終了できない」といった"酸素化不良"を認める場合は、次に「低酸素の原因」を考える段階となります（詳細は成書に譲ります）。原因分類のうち、頻度的に"肺内シャント増大"（急性発症の場合は痰詰まりか、大量の唾液などの口腔内分泌物の誤嚥）や"拡散障害"（急性肺水腫など）を念頭に所見を集めて精査の道筋を考えます。例えば、聴診や状況証拠から誤嚥やそれによる大葉性無気肺の可能性を考慮するなら胸部X線検査を担当医に推奨し、上気道閉塞による強い陰圧を呈する肺水腫を疑うならしばらく非侵襲的人工呼吸装置などの装着ができる場所への移動が必要です。

> **ケース紹介②**
> 77歳、男性。心肺停止後症候群のため低体温療法実施後、復温終了翌日の胸部X線写真で右上葉に無気肺を認めた。担当医は朝から別の患者の心臓カテーテルの予定がありすぐに対応できないため、看護師にケアで改善してほしいと要望があった。患者は循環作動薬の使用はなく脈拍も安定し、利尿も安定している状況である。

ケース②のポイント

　ICUで長時間の筋弛緩薬持続投与や深鎮静などを実施した場合、咳嗽の消失や気道の線毛運動低下から分泌物の肺内貯留が原因で無気肺を形成することは珍しくありません。その際に気管支スコープなどで選択的に吸痰できる麻酔科医や集中治療医が常駐している部門では問題なく介入できますが、人手のない施設では看護師にケアで改善を依頼してくるケースもあると思います。その場合、無気肺側を上にした側臥位をとるほかに、肺胞リクルートメントを実施できると、より速やかに無気肺が改善できます[2]。ただし、安静時は循環動態が安定していても利尿薬使用などで血管内容量が低下している場合には、高圧による加圧に伴い予期せぬ一過性の重要臓器灌流不全になる可能性があるため、観血的動脈圧測定が実施されてモニタリング

ができている状況での加圧をお勧めします。肺胞リクルートメントは人工呼吸器の設定でも可能ですが、慣れていない場合は用手換気で実施することをお勧めします。

手順は以下のとおりです。

①血圧や酸素飽和度（SpO₂）のモニターの確認と SpO₂ 同期音を設定します。

②ジャクソンリースに酸素をつなぎ、10L/min でバッグを十分膨らませます。

③（疎通性がある場合）患者にこれから加圧と吸引をすることを説明後、人工呼吸器回路からジャクソンリースに切り替えて用手的に通常換気程度の補助換気を開始します。

④肺胞リクルートメント目的で加圧をする際は、患者の吸気に合わせてジャクソンリースのバッグを長め（8〜10 秒程度）に 30〜40cmH₂O 程度で加圧します。

⑤加圧後の呼気は思い切り吐き出せるよう、気管チューブを大気に開放するか、ゼロPEEP まで落として呼出や咳嗽を促します。

⑥その際に気道内に分泌物の音が確認できれば、気管吸引を実施します。

⑦加圧の最中は、必ず血圧低下の有無に注意を払います。

⑧十分に加圧と吸引が実施されたら終了し、胸部 X 線写真や動脈血酸素分圧測定などで評価を行います。

上級者の思考回路

肺胞と肺胞の間には顕微鏡レベルでわかる微細な交通があります（Kohn の小孔など）。これはつぶれた肺胞につぶれていない隣の肺胞から気体が入り込んで、分泌物を気道内に押し出すメカニズムと考えられています。ミクロの小さい穴に圧を十分かけるには、高い気道内圧をかける方法だけではなく、中等度（20〜30cmH₂O 程度）の気道内圧を"長い時間かける（20 秒前後）"ことでも遂行できるので、患者の状態（意識レベルや循環動態）に考慮した手法を選択するとよいでしょう。

ケース紹介③　搬送中に水様性の泡沫痰が吹き上がってきた場合

58 歳、女性。166cm、59kg。膠原病でステロイドを使用していたが、原因不明の敗血症性ショックになり、気管挿管された。直後から初期輸液で 2 L のラクテック®リンゲル液が急速投与された後、血圧は維持されており全身検索の CT スキャンを行うため移動中に、SpO₂ が徐々に低下。ジャクソンリース回路で換気を実施していたが PEEP はかけておらず、ふと気づくと気管チューブ内にピンクの泡沫状の分泌物が大量に行き来している様子がうかがえた。

ケース③のポイント

　ケース③のように敗血症性ショックの病態の場合、末梢血管抵抗の低下に加え、約50％の症例では心筋収縮障害を呈し[3]、それらの中には心不全から急性に重篤な肺水腫を呈する症例があります。そのような症例では、敗血症精査目的でCT検査などへ移動中の用手換気時に、急激な"酸素化不全"を起こすことがあります。この場合、ケース③のように呼気時に吹き上げるピンクの水溶性で泡沫様の分泌物が特徴的で、すぐに高いPEEP（10cmH₂O程度）を用手的にかけることが必要です。

 上級者の思考回路

　気管チューブ内に分泌物がたまって目視で確認できたり湿性の呼吸音を聞いたりすると、反射的に気管吸引を繰り返したくなりますが、肺水腫様の分泌物を見た場合は逆効果であり、むしろ陽圧で抑え込むことを意識します。また、移動中であるため危険な低酸素状態を脱することを第一に考え、PEEPバルブを外さないようにバルブを調整し、呼吸バッグを握りしめることに焦点を当てます。必要があれば両手でバッグを操作します。十分な換気よりも多少の呼吸性アシドーシスは容認してよいでしょう。ICUに入室してから徐々に換気量を改善していけば予後には影響しません。

 上級者の視点をモノにするエッセンス

- ●代表的なデバイスの利点・欠点を理解しておくことで、適切なデバイス選択ができます。
- ●実施中は「眼」「手」「耳」を使って、それぞれヒト（患者）とモノ（デバイス）に分けて換気実施の成否をモニタリングします。
- ●緊急事態の場合の状況評価は、意識ABCを用いて行います。
- ●病態の主因が「換気不全」なのか「酸素化不全」なのかに分類すると、原因検索や介入後対策の道筋が得られやすいです。

引用・参考文献
1. Kaul, TK. et al. Mapleson's Breathing Systems. Indian J Anaesth. 57（5）, 2013, 507-15.
2. Hartland, BL. et al. Alveolar recruitment maneuvers under general anesthesia: a systematic review of the literature. Respir Care. 60（4）, 2015, 609-20.
3. 日本版敗血症診療ガイドライン2020特別委員会編. CQ6：初期蘇生・循環作動薬. 日本版敗血症診療ガイドライン2020. 日本集中治療医学会雑誌. 28（Suppl.）, 2021, S109-11.

黒岩政之

みんなの呼吸器 **Respica** 2023年夏季増刊

動画だから "リアル" にわかる！
人工呼吸器の換気モードと設定変更

試し読みが
できます！

メディカ出版 オンラインストア

山形大学医学部附属病院 教授 救急部長／
高度集中治療センター長
中根 正樹 編著

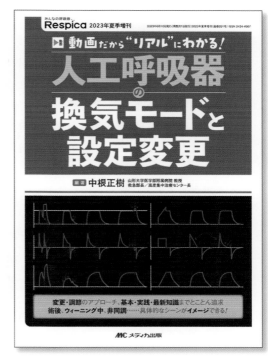

特に慎重な観察・判断を要する、人工呼吸器のモード変更や圧調整。「設定を触るとき」に着目し、換気モードの基礎から実践、波形から読み取るべき生理変化までビジュアルで徹底解説。さらに、一番知りたい変更前後のグラフィックを動画でチェック！リアルが学べる超決定版。

 と誤り — 本文側

定価3,520円（本体＋税10%）B5判／168頁 ISBN978-4-8404-8062-8

内容

第1章 換気モードの必須知識と設定変更
1 ひとめで納得！
   換気様式・モード・付加機能と組み合わせによる違い
2 量規定換気（VCV）
3 圧規定換気（PCV）
4 圧制御量規定換気（PRVC）
5 補助-調節換気（A/C）
6 同期式間欠的調節換気（SIMV）
7 プレッシャーサポート換気（PSV）
8 持続気道陽圧（CPAP）
9 VCVにおける一回換気量の調節
10 PCVにおける吸気圧の調節
11 PEEPの調節
12 換気回数（f）の調節
13 吸気・呼気時間（T）の調節
14 NPPVにおけるIPAPとEPAPの調節
15 NPPVにおけるS/Tモード
第2章 症例で学ぶ換気モード
1 自発呼吸がある患者
2 術後の患者
3 鎮静から覚めつつある患者
4 ウィーニング中の患者
5 人工呼吸器の交換が必要な患者
6 アラームが頻繁に鳴る患者（分時換気量下限アラーム）
7 非同調による呼吸回数上限アラームの発生

すべての医療従事者を応援します 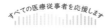 **MC メディカ出版**

14　人工呼吸管理中の　トラブルの原因検索とケア

トラブルの原因検索とケアのポイント

　人工呼吸療法の目的は、①換気量の維持、②酸素化の改善、③呼吸仕事量の軽減です。人工呼吸療法を必要とする患者は、病態の主体が呼吸不全です。呼吸不全とは[1]「呼吸機能障害のため動脈血液ガスが異常値を示し、そのため正常な機能を営めない状態であり、動脈血酸素分圧が60mmHg以下となる呼吸器系の機能障害、またはそれに相当する状態」です。つまり、人工呼吸療法のゴールは、呼吸不全が改善されることであり、人工呼吸療法により①～③のすべてが達成されて初めて、患者の回復が促進されます。

　人工呼吸器装着中の患者の回復の促進には、きめ細やかなケアが必要とされます。どれも重要な要素である人工呼吸器の作動、人工気道の確保とその清浄化、口腔内の保清、換気の促進、感染など合併症の予防のうち一つでもトラブルが起きると、換気量低下、酸素化不良、呼吸仕事量の増大となり呼吸不全を招きます。そのため、看護師には迅速な対応が求められます。人工呼吸療法中のトラブル原因を検索する方法として「DOPE」があり、D（displacement）：チューブの位置異常、O（obstruction）：チューブの閉塞、P（pneumothorax）：気胸、E（equipment failure）：機器不具合を意味します。

D（displacement）：チューブの位置異常

　挿管チューブの位置には、①口角から喉頭まで、②気道分岐部までがあります。

　①挿管チューブは口角から喉頭までの長さで固定されていること、開口して喉元までチューブのたわみやねじれがなくまっすぐに挿入されていることがポイントです。しかし、挿管チューブはテープで固定されていても、患者の呼吸により頬や鼻が動いたり、残歯がない場合は口角が落ちくぼんでいたりするため、安定的な場所とはいえません。また患者が無意識下で口を動かしていたり、チューブの違和感により舌でチューブを触り押し上げたり、嚥下する動作が見られると、少しずつ口腔内でチューブが動きます。

　②気道分岐部までの長さは、深いまたは浅すぎることがありますが、前述した要因により浅

くなっていることが多く見られます。また、口腔ケアや体位変換など日々のケアによりわずかにずれていっていることもあります。

　これらのチューブがずれやすい場面の前後には、より注意深い観察が必要です。②については、胸部X線での確認が必要です。医師と共に共有しましょう。

O（obstruction）：チューブの閉塞

　チューブの閉塞には、①外力による閉塞、②内部の閉塞があります。

　①外力による閉塞とは、患者の咬合力によりチューブ内腔が狭小化することです。これは残歯がある場合です。適切な鎮静・鎮痛コントロールがされていない場合やウィーニングを図る際、不意に患者がチューブを噛むことがあり、痙攣重積発作のときは、特に注意が必要です。気づいたときには、すでにチューブを噛んでいる場合が多く、そこからの対応では取り返しがつかない状態です。あらかじめ、起こりうる事態を想定する力が必要となります。

　②内部の閉塞とは、気道分泌物の貯留や何らかの原因により出血が気道へ流入しチューブ内腔自体が閉塞してしまうことです。気道分泌物の貯留は、普段から肺音の聴取やグラフィックモニター上ののこぎり波により察知することで、チューブ閉塞に至る程の気道分泌物が貯留することは少ないでしょう。むしろ呼吸理学療法中の体位ドレナージなどにより咳嗽反射が誘発されるため、一気に多量の気道分泌物がドレナージされることがあります。気道分岐部まで分泌物が押し上げられることにより生じるため、特に背面開放坐位や腹臥位のように患者の口元が見えにくくなっている状況で注意が必要です。挿管チューブや患者の表情から目を離さないよう注意しましょう。

P（pneumothorax）：気胸

　気胸は、陽圧換気により肺胞が損傷し、胸腔内に空気が入り込む状態です。空気は、虚脱した肺胞に入りにくく、正常な肺胞へ流入することで過膨張をきたします。その結果、正常な肺胞まで損傷が及び、胸腔内に空気が入って肺が収縮し換気不全となります。

　気胸が起きると一気に呼吸不全へと転じるため、早期発見できるよう注意深い観察が重要です。人工呼吸中の人工呼吸器関連肺損傷（ventilator-associated lung injury；VALI）を引き起こさないよう、また患者の換気にフィットした人工呼吸管理が重要となります。

E（equipment failure）：機器不具合

　機器不具合は、人工呼吸器の機械自体の故障、もしくは人工呼吸器回路の異常です。使用前点検はもちろんのこと、日ごろから臨床工学技士による作動点検などが定期的に実施されていても、機械であり故障があり得ると念頭に置いておくことが必要です。

　人工呼吸器回路の異常とは、何らかの理由でリークしていることです。回路の損傷、接続の緩みにより送気が低下します。また、回路の結露による水分の貯留、気道分泌物が逆行性に吹き上げ回路へ貯留することにより送気が遮られる場合もあります。使用頻度は高くないですが、加温加湿器付きの場合、保温器との接続緩み、回路途中にあるウォータートラップとの接続不良・緩みがあることもあります。取り外す動作が多くなるほど、接続不良や緩みが生じやすくなることを念頭に、不要な人工呼吸器回路の取り外しをしないことが前提です。

　リークが持続するときには、一度患者から外し、テスト肺を用いてリークの原因を確認する必要があります。

こんなときはどう考える？ どうケアする？

　人工呼吸療法中によく遭遇する「酸素飽和度（SpO₂）低下」を例に考えてみましょう。

> **ケース紹介**
>
> 70歳代、男性。160cm、49kg、BMI 19.1、喫煙指数20、認知機能は年齢相応。
>
> **主病名**：Ⅱ型呼吸不全、ほかに大動脈弁閉鎖不全症（aortic regurgitation；AR）。Ⅱ度、NYHA分類Ⅱ度。
>
> **経過**：呼吸困難を主訴に一般病棟に入院、心不全に対して点滴と内服で治療中。安静度は病室内フリー、酸素3LでSpO₂ 93%、室内の歩行器による歩行では自覚症状はなし。
>
> 入院3日目の夜、体温が38.9℃まで上昇すると共に呼吸困難が増悪する。翌日、せん妄の出現と共にSpO₂改善なく、ICU入室、人工呼吸管理となっている。
>
> ステロイドパルス療法3日目、SpO₂ 89〜91%と推移、換気量低下アラームが鳴り出し、周囲が慌ただしくなる。

本ケースにおける原因検索と対応

　さて、受け持ち看護師のあなたは何から観察し、同時にどのように対応していきますか？DOPE に沿って、抜け漏れなく観察し原因を見極めながら、対処していきます（図1）。

D：チューブの位置異常はないか？

●観察
☑チューブ固定：チューブの位置は 23cm で固定されている、自然抜去されていない。

☑先端位置のずれ：口腔内を観察し、たわみがない、手前から咽頭に向かってチューブが左右に横断していない、頬にテープ固定されている側に残歯あり、固定位置の動揺性がない、口を動かしたり舌で押し上げたりする動作がない、頸部が異常に後屈していない。

●対応
・呼吸音の聴取：呼吸音が左右差なく聴取できる。

・胸郭の動きがある、左右差なく挙上している（ように見える）。

・胸部 X 線でチューブ先端位置の確認を依頼する。

　→判断：異常なし。

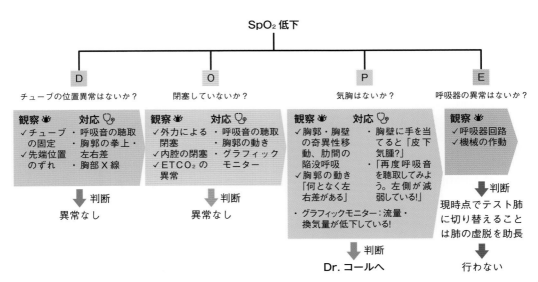

図1 SpO₂ 低下時の観察とその対応

O：閉塞していないか？

●**観察**

☑外力による閉塞：チューブを噛んでいない、目視でチューブが狭小化していない。

☑内腔の閉塞：チューブ内に気道分泌物などが吹き上げていない、チューブに触れてラトリングがない。

☑呼気終末二酸化炭素分圧（$ETCO_2$）の異常：「17」と異常に低値（うまく感知していないのか）。

●**対応**

・呼吸音の聴取：呼吸音が左右差なく聴取できる。

・胸郭の動きがある、左右差なく挙上している（ように見える）。

　　→判断：異常なし。

P：気胸

●**観察**

☑胸郭・腹壁の奇異性移動、肋間の陥没呼吸がない。

☑胸郭の動きに何となく左右差がある。

☑確認するために、胸壁に手を当ててみると、皮下気腫が触れる、再度呼吸音を聴取すると、左肺の呼吸音減弱。

☑人工呼吸器グラフィックモニターは、流量、換気量が低下を示している（図2）。

　　→原因発見！　すぐに医師へコール。

「いつから皮下気腫があったのだろう。勤務帯開始時に聴診していたけど、SpO_2 の低下はないし、呼吸器の異常を知らせるアラームもなく正常に作動していると思っていたのに……気づかなかった」

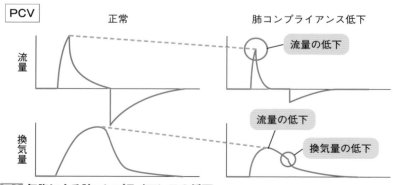

図2 気胸による肺コンプライアンスの低下
PCV モードの場合、流量・換気量のグラフィックモニター波形は図のように変化する。

E：人工呼吸器の異常はないか？

人工呼吸器の異常がないかも急いで確認！

●観察

☑呼吸器回路：リーク音なし、リークが触れない、接続の緩みなし。

☑機械の作動：電源ボタンが作動している、異音はない。

→判断：現時点でテスト肺に切り替えることは、肺の虚脱を助長するため行わない。

以上より、チェックポイントは下記になります。

・挿管チューブ固定は、ずれていませんか。

・口腔内を見て、挿管チューブのたわみ、ねじれ、横断はありませんか。

・残歯で挿管チューブを噛んでいませんか。

・胸郭は挙上していますか、左右差はないですか。

・呼吸数は正常ですか。

・呼吸音は正常ですか、肺音は前面・背側ともに換気されていますか。

・呼吸器回路の異音・接続の緩みはないですか。

🧠 上級者の思考回路 🧠

・今回のケースでは、目視での注意深い観察を行っていましたが「何となく胸壁の動きに左右差がある」という気づきから、患者の胸部に触れることで「皮下気腫」を察知しました。人工呼吸器のグラフィック、生体情報モニター、聴診と共に、フィジカルイグザミネーションを欠かさずに行うことが重要です。基本に忠実に、そして自身の五感を最大限に活用しましょう。

・系統立てて、抜け漏れなく要因を洗い出し、早急に SpO_2 が低下している原因にたどり着くことが重要です。なぜなら、誤った予測に基づく対応はタイムロスとなり、さらなる重症化を助長することになるからです。

・迅速で正確な対応により、一刻も早く原因の解除を図ることが求められます。

上級者の視点をモノにするエッセンス

● 「何かおかしい」「なんとなく変」、そんな "察知する力" が大切である。

● まずは、患者の声なき声をどれだけ察知できるか、それは看護師としての日々の実践の積み重ねである。日ごろから、患者をよく観察し、感覚を研ぎ澄まして変化を察知することが重要である。またこの経験知と共に、事象を整理できる思考が必要である。

● 人工呼吸療法中のトラブルへの対応は、「何かおかしい」から始まり→要因は何か？→ D？ O？ P？ E？ → D は……→ O は……、というように、一つの事象を分解し、いかに早く原因にたどり着けるか、それが患者の重篤化を予防し、患者の回復を中断させないことにつながる。そこには、思考と同時に対応が求められることは言うまでもない。

● このように、思考と行動が同時に進められることが上級者の実践である。普段から、この2つを意識し、知識のブラッシュアップと共に実践を洗練させていこう。

引用・参考文献
1. 戒 初代. "グラフィックモニタ：知ると患者のためになる！ ためにならないわけがない！ 道又元裕ほか編. 人工呼吸管理実践ガイド. 東京, 照林社, 2009, 40.
2. 一般社団法人日本クリティカルケア看護学会監修. 人工呼吸器離脱のための標準テキスト. 東京, Gakken, 2015, 200p.
3. 道又元裕ほか特集編集. 特集 エキスパートナースが実践している人工呼吸療法中のケアの勘どころ：ショート事例で理解するコツとテクニック. 重症患者ケア. 6（1）, 2017.

清水 祐

呼吸
リハビリテーションに
まつわるケア

15 体位管理

　臨床において皆さんの考える体位管理とは、どのようなイメージでしょうか。筆者は、大きく分けて「ポジショニング（体位変換）」と「体位ドレナージ」という２つを「体位管理」という言葉として使用しています。臨床では体位変換と共に、予防的あるいは治療的側面で体位ドレナージを併せて実施していることが多いと考えます。

ポジショニング（体位変換）のポイント

　体位変換とは、自ら自分の体位を変えられない、あるいは治療上変えてはいけない人に代わって、安楽または治療上ふさわしい身体の向きや姿勢に変え、体位を整えること[1]と定義されています。睡眠中に無意識下に姿勢を調整していることや、慣れない枕で眠ることができないように、不快な姿勢は安楽を阻害します。よって解剖学的あるいは生理学的に正しいポジショニングを行うことは、さまざまな弊害を予防する上でも重要となります。表1[2]に主な臥位におけるポジショニングのポイントを示します。

　当然ながら、ポジショニングは同一体位であっても、患者の体型によって目指すべきポジショニングが異なります。これは対象の患者におけるポジショニングの実施過程でも同様です。患者の生体変化やフェーズを踏まえた「ポジショニング」を常に考え、観察・評価を継続していくことが必要となります。

　また臨床においてポジショニングは、主に褥瘡予防として行っていることが多いのではないでしょうか。高機能マットレスにおけるポジショニングの間隔は４時間を超えない範囲で行ってもよいとされています[3]。一方で只浦らは「対象の残されたわずかな自力を、やわらかいマ

表1 臥位におけるポジショニングのポイント
（文献２を参考に作成）

1. アライメントの評価とアライメントの調整
2. 頭部から足側へ向け介入する
3. 点ではなく面で支える
4. 摩擦力を軽減する
5. 重力を利用する
6. 筋緊張を緩和する

ットレスで奪ってしまうとしたら、動くためにはより大きな力を必要とし消耗するかもしれない」[2]としています。褥瘡は予防すべき合併症の一つであることに変わりはないですが、褥瘡予防のポジショニングだけでなく、離床やその先に向けたポジショニングを考える必要があります。

体位ドレナージのポイント

体位ドレナージは肺理学療法の一つで、重力効果が期待できる体位をとり、気管支内の気道分泌物を規則的に排出することを目的とした治療法[1]と定義されています。具体的には、患側の気管支が重力方向に従うように体位を調整します。そのためには肺区域を理解する必要があります。

左肺は斜裂で上葉と下葉に分かれ8区域となり、右肺は斜裂と水平裂で上葉、中葉、下葉に分かれ10区域に分けることができます。

体位ドレナージは重力を用いて気道分泌物を排出するため、肺の解剖学的構造をイメージし、どのようなポジショニングにすれば主気管支へ誘導できるかを考えます。

体位による生理学的影響

ポジショニングや体位ドレナージを実施する上でその姿勢による臓器への影響を理解しておくことは、実施が可能であるかの判断や患者への悪影響を最小限とするために必要です。

背臥位では背側ほど高い腹圧となります。また背臥位は一般的なポジショニングに用いられる体位の中で最も機能的残気量が少ないといわれています。加えて、地球上に生活する私たちは重力という力学的刺激を受けます。この高い腹圧や重力、機能的残気量の低下により背側の肺胞には気道内分泌物が貯留しやすく、無気肺が生じやすいといわれています。

体位ドレナージでは胸部X線やCTにおける所見、フィジカルイグザミネーションなどから得られた情報を元に、どの区域に気道分泌物の貯留があるかを推測し、ポジショニングを行います。体位ドレナージ実施後は効果的であったか、対象への影響はどうであったかを評価し、内容や時間などを調整していくことが必要です。

こんなときはどう考える？ どうケアする？

ケース紹介① 70 歳代男性。市中肺炎で入院し、抗菌薬治療を行うも酸素化悪化、呼吸仕事量増大のため人工呼吸管理となる。人工呼吸器設定は、PCV、F_IO_2 0.5、PEEP 6 cmH$_2$O、吸気圧 10 cmH$_2$O、呼吸数 15 回/min、PaO_2/F_IO_2（P/F）比 180。胸部 X 線で左下葉の透過性低下、呼吸音の減弱を認める。

ケース①のポイント

　片側に病変を認める場合、病変部を下にした側臥位とすることで相対的に酸素化の低下が考えられます。これは重力の影響によって患側の血流が増加する一方、無気肺などによって換気が不十分であるため、換気血流比不均衡におけるシャント様効果を生じるためです。病変部を上側にした側臥位とすれば見かけ上の酸素化はよくなりますが、同一体位が続くことによって、重力や分泌物貯留により無気肺や肺炎を生じる可能性があります。

生体反応を観察し、ポジショニングの間隔やローテーションを考える

　胸部 X 線写真における透過性低下は肺炎、無気肺、胸水などが考えられます。無気肺の胸部 X 線写真の特徴は病変側が虚脱しているため、気管が病変側に偏位します。一方、胸水は病変とは対側に偏位します。

　無気肺や痰の貯留が考えられる場合は、肺区域（**表2**、**図1** [4]）を参考にドレナージの体位を考えなければなりません[4]。例えば、臨床でよく問題となる下側肺障害は S^6、S^8、S^9、S^{10} といった下葉から肺底区に生じます。その場合は腹臥位または前傾側臥位や患側の肺野を上にした側臥位、仰臥位がドレナージ体位となります。これらを、対象の体型や背景、血行動態などに鑑みローテーションを考えます。具体的には腹臥位が患者状態やスタッフの確保が難しければ、病変部を上側にした前傾側臥位 2〜3 時間、対側を 1 時間程度、仰臥位中は傾斜を利用した逆トレンデレンブルグ、経管栄養投与中はカーディアックチェアポジションといったように、対象が安全で許容できる範囲の負荷で行います。実施後は効果的であったか、時間に問題はなかったかなどを評価し、修正していくことが必要です。

表2 肺区域

右肺	左肺
肺尖区（S^1）	肺尖後区（S^{1+2}）
後上葉区（S^2）	
前上葉区（S^3）	前上葉区（S^3）
外側中葉区（S^4）	上舌区（S^4）
内側中葉区（S^5）	下舌区（S^5）
上・下葉区（S^6）	上・下葉区（S^6）
内側肺底区（S^7）	前肺底区（S^8）
前肺底区（S^8）	
外側肺底区（S^9）	外側肺底区（S^9）
後肺底区（S^{10}）	後肺底区（S^{10}）

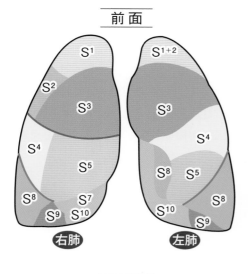

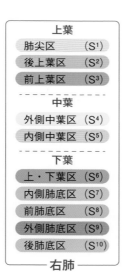

右肺

上葉	
肺尖区	（S^1）
後上葉区	（S^2）
前上葉区	（S^3）

中葉	
外側中葉区	（S^4）
内側中葉区	（S^5）

下葉	
上・下葉区	（S^6）
内側肺底区	（S^7）
前肺底区	（S^8）
外側肺底区	（S^9）
後肺底区	（S^{10}）

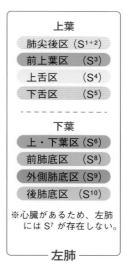

左肺

上葉	
肺尖後区	（S^{1+2}）
前上葉区	（S^3）
上舌区	（S^4）
下舌区	（S^5）

下葉	
上・下葉区	（S^6）
前肺底区	（S^8）
外側肺底区	（S^9）
後肺底区	（S^{10}）

※心臓があるため、左肺には S^7 が存在しない。

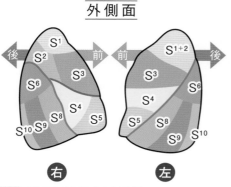

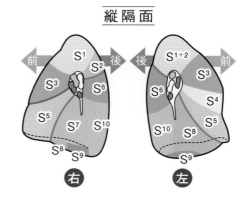

図1 肺区域（文献 4 より転載）

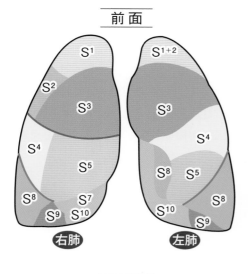

Part. 4
15
体位管理

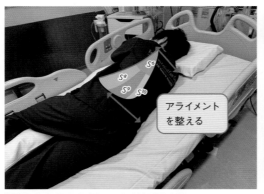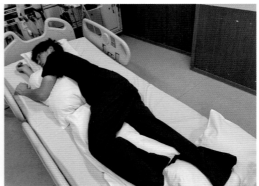

図2 病変部を上側にした前傾側臥位

ローテーションの例

病変部を上側にした前傾側臥位

図2のようにアライメントを整えます。

カーディアックチェアポジション

カーディアックチェアポジションとする際は背部のずれに注意が必要です。ずれの予防のため、ポジショニンググローブなどで背抜きを行います（図3ⓐ、ⓑ）。またカーディアックチェアポジション中は頸部の肢位に注意が必要です。頭頸部が中間位となるよう枕の高さを調節し、下顎と胸壁の間は3〜4横指分空けます（図3ⓒ、ⓓ）。

🧠 上級者の思考回路 🧠

フィジカルイグザミネーションにおいて、低調性連続性副雑音や呼吸音減弱を認めれば痰の貯留や無気肺が考えられます。胸部X線写真を参考に肺区域をイメージし、ターゲットを絞った体位ドレナージを行います。可能なポジショニングや時間は患者状態や経過と共に変化しうるため、患者反応を観察し評価・修正を行う必要があります。また患者の特性（体型、皮膚の状態など）に合わせ、有害事象が生じないようポジショニングを行う必要があります。

ⓐ背部とのずれに注意

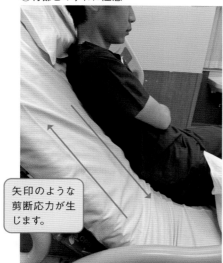

矢印のような剪断応力が生じます。

ⓑポジショニンググローブ

ポジショニンググローブなどを使用し、背抜きを行います。

ポジショニンググローブ
（画像提供：株式会社モルテン）

ⓒずれの予防

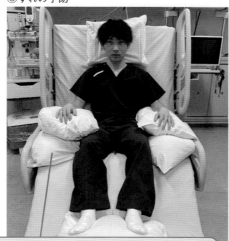

ずれを予防するため、殿部から大腿にかけてポジショニングピローを置き、下側へのずれを予防しつつ、尾骨部への圧縮応力を低減します。

図3 カーディアックチェアポジション

ⓓ後屈しないよう下顎と胸壁の間は 3〜4 横指分（約 5cm）空ける

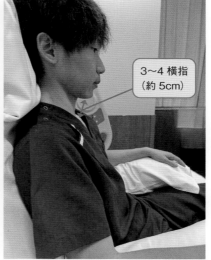

3〜4 横指
（約 5cm）

60歳代男性。発熱と呼吸困難を主訴に来院。新型コロナウイルス（SARS-CoV-2）陽性であり新型コロナウイルス感染症（COVID-19）肺炎で入院となる。入院後に酸素化の悪化を認め、人工呼吸器管理となる。人工呼吸器設定は、PCV、F_iO_2 0.6、PEEP 10 cmH$_2$O、吸気圧 10 cmH$_2$O、呼吸数 15 回/min、P/F 比 130mmHg。

ケース②のポイント

　腹臥位は昨今のCOVID-19患者に対する効果においても注目されましたが、ARDSガイドラインでも中等症および重症の成人急性呼吸促迫症候群（acute respiratory distress syndrome；ARDS）患者において、長時間（12時間）の腹臥位を行うことについて条件付きで推奨されています[5]。また腹臥位による気道トラブルや皮膚障害の懸念はありますが、その害は最小限でありARDS管理に習熟した施設であれば実行可能と思われるとあります。

　腹臥位の適応と禁忌について表3に示しましたが[6]、腹臥位は施設環境や人員によって適応や禁忌が異なると考えられます。得られる効果と安全管理などを勘案した上で、施設内で実施

表3 腹臥位の適応と禁忌

適応
・P/F 比＜ 150 および F_iO_2 ≧0.6 の中等度から重度の ARDS
・12～24 時間の人工呼吸器治療後、疾患経過の早期（48 時間未満）

絶対禁忌
・脊椎の不安定性
・心臓手術、外傷後の開胸
・心臓手術後 24 時間以内
・V-A ECMO、BiVAD の中央カニュレーション

相対禁忌
・複数の外傷（例えば骨盤または胸部の骨折、骨盤固定装置、重度の顔面骨折）
・頭部損傷、頭蓋内圧の上昇
・頻繁な痙攣発作
・眼圧の上昇
・気管切開術後 24 時間以内
・薬剤投与下にあってもバイタルサインが不安定、腹臥位で不安定の懸念がある
・病的肥満
・妊娠中期

ECMO：体外式膜型人工肺、BiVAD：両心補助人工心臓

できるかどうかを検討することが必要となります。

腹臥位実施時の確認事項

事前準備

・腹臥位の潜在的欠点と利点について議論します。

・禁忌事項がないことを確認します。

・安全に実施するために適切な数のスタッフを確保します。

・実施メンバーで手順や緊急時の対応などを確認します。

気道・呼吸

・気道確保困難症例対応物品（difficult airway management［DAM］カートなど）の準備をします。

・気管挿管チューブの固定位置と固定を確認します。

・口腔内、カフ上、必要であれば気管内吸引を実施します。

・医師の判断で必要であれば事前酸素化を行います。

薬剤・各種ライン

・すべてのラインが確実に固定されていることを確認します。

・不必要な点滴、モニタリングを中止します。

・ポジショニング後の血行動態の変動に備えます。

鎮痛・鎮静

・医師の指示に従い適切な鎮痛と鎮静を行います（筋弛緩薬も考慮されます）。

そのほか

・皮膚を確認します。

・眼球の乾燥、潰瘍予防（必要に応じてアイパッチなどを使用）をします。

・経鼻胃管栄養はあらかじめ（少なくとも実施1時間前に）終了しておきます。

・周囲の環境整備を行います。

腹臥位の実施手順

①**気道管理を担当する医師を含む最低5人で、自分の役割について確認します。** 気道管理担当医師は、頭側で手順の調整を担当します。患者の両側に少なくとも2人が必要となりますが、患者の体格によって人員を調整します（図4ⓐ）。

②**患者をベッドの中央に仰臥位とし、その下にスライドシートなどを敷きます。** 人工呼吸器に最も近い腕を殿部の下に押し込み、手のひらを前に向けます。前胸部の心電図電極を取り外

します。胸部、上前腸骨棘、膝蓋など体圧による影響が大きい部位は、圧力を軽減するために患者の体格に応じて、ポジショニングピローの配置を考えます（図4ⓑ、ⓒ）。

③頭と首だけを露出した状態で、清潔なベッドシーツを患者の上に置きます。上下のベッドシーツの端を一緒にしっかりと丸めて、患者を包み込みます。ベッドシーツを引っ張り、端をしっかりと丸めた状態で患者を水平に動かしてベッドの端に移動します。水平移動の方向は、患者が向きを変える方向と反対にします（図4ⓓ）。

④気道管理担当医師の呼びかけとともに、丸めたシーツをしっかりと握りながら、患者を90°側臥位とします。気道管理担当医師の指示に応じて注意深く、腹臥位とします。腹臥位にする際は頭と首を注意深く支え、頭を人工呼吸器の方に向けて回転させます（図4ⓔ）。

⑤気管挿管チューブがねじれていないことを確認し、呼気終末二酸化炭素分圧（ETCO2）の波形、気管挿管チューブの長さ、人工呼吸器設定を確認します。心電図電極を再度取り付け、すべてのモニタリングが再確立されていることを確認します。

⑥分泌物が増える可能性があるため、必要に応じて吸水シーツなどを頭の下に敷きます。上肢はスイマーポジションとします。頭が向いている方と同側を肩関節80°外転させ、肘関節を90°屈曲し挙上します（図4ⓕ）。

⑦血行動態などの問題がなければ30°の逆トレンデレンブルグ体位とします。患者の体格や身体的特徴を踏まえてポジショニングピローでポジショニングを行います。ポジショニング手袋などを用いて胸部→腹部→大腿→下腿の順に背抜きを行います。頭と腕の位置は2～4時間ごとに入れ替える必要があります（図4ⓖ）。

⑧最後に以下を確認します。
・目に直接圧力がかかっていない。
・耳が曲がっていない。
・気管挿管チューブが口角、口唇に押し付けられていない。
・経鼻胃管が鼻孔に押し付けられていない。
・カテーテル、ライン類が固定された状態で皮膚に押し付けられていない。

　ここで紹介した方法はあくまで一例になります。ポジショニングピローの種類や人員など施設ごとに異なるかと思います。シミュレーションを通じて、安全な方法を検討することが必要です。

ⓐ役割の確認

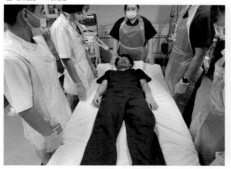

ⓑ人工呼吸器に近い腕を殿部の下へ

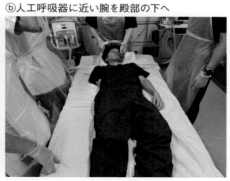

ⓒポジショニングピローの配置

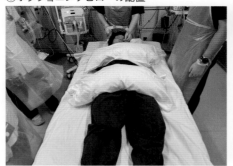

ⓓ患者をベッドの端へ移動させる

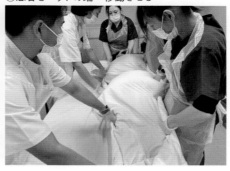

ⓔ注意深く腹臥位とする

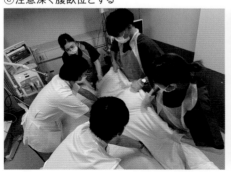

ⓕ上肢はスイマーポジションとする

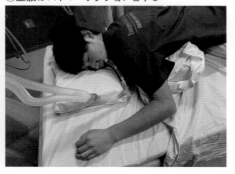

ⓖ頭と腕の位置は2〜4時間ごとに入れ替える

図4 腹臥位の実施手順

上級者の思考回路

　　腹臥位は換気血流比を是正し、人工呼吸による肺損傷予防に有効である一方、有害事象の報告も多くあります[7]。特に腹臥位が有効といわれる重症患者は多くのデバイスが装着され、体位による血行動態への影響も少なくはないと考えます。ガイドラインを活用するのは良いことですが、その適応について患者特性はもちろん、施設スタッフおよび夜間の体制、物品なども考慮して安全に実施可能かを考える必要があります。安全に実施できないと判断される場合は、修正体位である前傾側臥位が効果的となる場合もあります。対象に応じて体位の選択とポジショニング、時間などを検討して実施し、効果的であったかを評価、修正していくことが必要です。

上級者の視点をモノにするエッセンス

- ●体位管理にはポジショニング（体位変換）と治療的または予防的に行う体位ドレナージがあり、それぞれの目的に適した体位管理がなされているかを確認する。
- ●フィジカルイグザミネーションや胸部 X 線写真を参考に肺区域をイメージし、ターゲットを絞った体位ドレナージを行う。
- ●可能なポジショニングや時間は経過とともに変化しうるため、患者反応を観察し評価・修正を行う。
- ●患者の特性や血行動態を評価し、有害事象が生じないようポジショニングを行う。

引用・参考文献
1. 和田攻ほか総編集. 看護大事典. 第 2 版. 東京, 医学書院, 2010, 1858.
2. 只浦寛子ほか. "キネステティクの歴史：その考え方と実践方法の変遷". ポジショニング学：体位管理の基礎と実践. 改訂第 2 版. 田中マキ子監修. 東京, 中山書店, 2023, 58.
3. 日本褥瘡学会編. 褥瘡予防・管理ガイドライン. 第 5 版. 東京, 照林社, 2022, 112p.
4. 医療情報科学研究所編. "解剖と生理：呼吸器の解剖：肺". 病気がみえる vol.4：呼吸器. 第 3 版. 東京, メディックメディア, 2018, 9.
5. 3 学会合同 ARDS 診療ガイドライン 2021 作成委員会編. ARDS 診療ガイドライン 2021. 2023. https://www.jrs.or.jp/publication/file/ARDS_2021.pdf ［2024. 3. 4］
6. Intensive Care Society. Guidance For: Prone positioning in adult critical care. https://ficm.ac.uk/sites/ficm/files/documents/2021-10/prone_position_in_adult_critical_care_2019.pdf ［2024. 3. 4］
7. Felipe Gonzalez-Seguel, F. et al. Adverse Events of Prone Positioning in Mechanically Ventilated Adults with ARDS. Respir Care. 66 (12), 2021, 1898-911.
8. 田中一正ほか編. 呼吸リハビリテーションの理論と技術. 改訂第 2 版. 本間生夫監修. 東京, メジカルビュー社, 2014, 264p.

松井貴生

みんなの呼吸器 **Respica** **2022年冬季増刊**

人工呼吸ケア トラブル回避力アップガイド

超！使える危険予知トレーニング（KYT）シート30枚つき

試し読みができます！

メディカ出版 オンラインストア

公立陶生病院 臨床工学部 技師長
春田 良雄 監修

獨協医科大学埼玉医療センター 集中治療科 学内教授
長谷川 隆一 監修

思わぬミスは誰にでも起こりうる。本書では人工呼吸ケアを中心によく出会うトラブルを整理、リスク回避／対処の鉄則を徹底解説。特に気を付けたい30シーンを厳選、ダウンロードして使えるKYTシートに。トラブル回避＆解決能力をぐんと底上げする必読本！

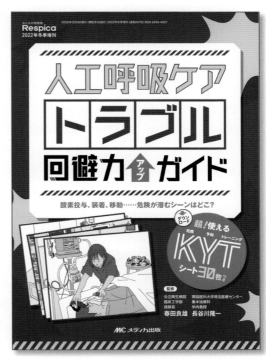

定価3,520円（本体＋税10%）B5判／168頁　ISBN978-4-8404-7747-5

内容

第1章　危険が潜むシーン@病棟
Part. 1　酸素療法
1　移動にまつわるトラブル
2　酸素投与にまつわるトラブル（デバイス関係）
3　酸素投与にまつわるトラブル（投与量ミス関係）
Part. 2　HFNC
4　酸素投与にまつわるトラブル
Part. 3　NPPV
5　装着にまつわるトラブル（操作ミスなど）
6　装着にまつわるトラブル（電源忘れなど）
Part. 4　人工呼吸器
7　体位変換にまつわるトラブル

（事故抜管、迷入など）
8　体位変換にまつわるトラブル（ルート抜去、スキントラブル）
9　計画外抜去にまつわるトラブル（浅い鎮静による抜去）
10　作動停止にまつわるトラブル
11　加温加湿にまつわるトラブル（センサー断線など）
12　加温加湿にまつわるトラブル（結露、加湿水の交換忘れなど）ほか
Part. 5　離脱中
19　病棟ウィーニングにまつわるトラブル（人工呼吸器側の要因）
20　病棟ウィーニングにまつわるトラブル（患者側の要因）
21　スピーチバルブにまつわるトラブル

第2章　危険が潜むシーン@外来
Part. 1　酸素療法
1　酸素ボンベにまつわるトラブル【呼吸器外来】
2　MRI検査、酸素チューブ外れにまつわるトラブル【救急外来】
Part. 2　NPPV
3　装着にまつわるトラブル
4　設定、電源などにまつわるトラブル
Part. 3　人工呼吸器
5　装着、挿管にまつわるトラブル
6　患者の周辺環境にまつわるトラブル、患者搬送時のトラブル
7　移動にまつわるトラブル（予期せぬ事故抜管、チューブ類の接続外れ）

すべての医療従事者を応援します **MC メディカ出版**

16　PICS 予防のケア

集中治療後症候群（PICS）とは

PICS の障害とリスク因子

　PICS（post intensive care syndrome）は、ICU に入室中あるいは退室後、さらには退院後に生じる身体機能、認知機能、精神の障害と定義されており、ICU 患者の長期予後のみならず患者家族の精神にも影響を及ぼすことが明らかになっています[1]。身体機能、認知機能、精神の障害の内容と、現在同定されているそれぞれのリスク因子について、表1[2, 3] にまとめます。
　ICU で頻繁に行われる人工呼吸管理は、治療自体もリスク因子となりますが、バイタル測定や体位変換、抑制など、治療に伴う看護も PICS のリスク因子であることがわかります。また、国内では、人工呼吸管理された ICU 退室患者のうち約 64% の人が 6 カ月後に PICS を有していたことが報告されています[4]。
　少子高齢化社会の中で、集中治療を必要とする高齢者は年々増加しており、ICU 患者の長期予後や QOL に直接的な影響を及ぼす PICS は、集中治療領域において現在重要なトピックスの一つとして掲げられている課題です。しかしながら、国内の ICU で勤務する看護師の PICS に対する認識はまだ十分とはいえない状況であり、医療従事者の意識を向上させるだけでなく、患者やその家族も含めて情報を発信・啓発し共通認識を深めること、そして予防のためのケアについても理解を深め、包括的かつ継続的なケアを普及させていくことが求められています。

PICS 予防のためのケア「ABCDEFGH バンドル」

　現在、PICS を予防するためのケアとして、ABCDEFGH バンドルが推奨されています。重症患者の包括的な ICU 管理として提唱されていた「ABCDEF バンドル」に「GH」が追加され、PICS 対策のケアバンドルとして提唱されています（表2）[1, 5]。

表1 PICS の障害とリスク因子（文献 2、3 を参考に作成）

	障害		リスク因子	
			治療介入因子	環境因子・精神因子
PICS	身体（運動）機能障害	・呼吸器系 ・神経筋系 ・運動機能 ・ICU-AW	・鎮静 ・不動 ・ステロイド ・人工呼吸管理 ・補助循環装置	行動制限（抑制）
	認知機能障害	・実行機能 ・記憶 ・注意 ・視空間認知 ・認知処理速度	・ベンゾジアゼピン系薬 ・抗菌薬（特にセファロスポリン系） ・インスリン（低血糖）	・妄想的記憶 ・音（アラーム音、機械駆動音、スタッフの声など） ・光（人工光） ・日内リズム消失 ・絶食
	精神障害	・不安 ・急性ストレス障害 ・PTSD ・うつ	・ベンゾジアゼピン系薬 ・オピオイド ・体位変換（睡眠障害） ・バイタル測定（睡眠障害）	・持病への不安 ・社会・経済的不安 ・面会制限 ・閉鎖空間 ・妄想的記憶 ・睡眠障害
PICS-F	精神障害	・不安 ・急性ストレス障害 ・PTSD ・うつ	鎮静による患者との意思疎通困難	・面会制限 ・睡眠障害 ・病状の説明不足 ・予期悲嘆 ・個人や家族内紛争

ICU-AW：ICU-acquired weakness、PTSD：心的外傷後ストレス障害

表2 ABCDEFGH バンドル（文献 1、5 を参考に作成）

	内容
A	Awaken the patient daily：sedation cessation（毎日の覚醒トライアル） （Assess, prevent, and manage pain〔痛みの評価、予防、マネジメント〕）
B	Breathing：daily interruptions of mechanical ventilation（毎日の呼吸器離脱トライアル） （Both spontaneous awaking trials〔SAT〕and spontaneous breathing trials〔覚醒トライアルと呼吸器離脱トライアルの実践〕）
C	Coordination：daily awakening and daily breathing（A＋B の毎日の実践） Choice of sedation or analgesic exposure（鎮静・鎮痛薬の選択）
D	Delirium monitoring and management（せん妄のモニタリングとマネジメント）
E	Early mobility and exercise（早期離床）
F	Family involvement（家族を含めた対応） Follow-up referrals（転院先への紹介状） Functional reconciliation（機能的回復）
G	Good handoff communication（良好な申し送り、伝達）
H	Handout materials on PICS and PICS-F（PICS や PICS-F についての書面での情報提供）

2019年の国内のICUにおけるPICS対策の実態調査[6]において、早期リハビリテーションへの介入は多くの施設で実施されていましたが、包括的なバンドルの実施が行われている施設はまだ少なく、ICU退室後のフォローも確立していない現状が明らかになっています。今後、PICSに関する知識を普及させるとともに、バンドルの包括的かつ継続的な実施に向けて、ICUで重症患者に携わる医療従事者だけでなく、ICU退室後の一般病棟や退院後の外来およびかかりつけ医など、患者の経過に関わるすべての医療従事者による継続的な取り組みが望まれています。

こんなときはどう考える？　どうケアする？

実施状況　A病院ICUでの人工呼吸器装着患者に対するバンドルの実施状況

・A、B、C：プロトコルに沿って実施できている。
・C、D：Behavioral Pain Scale（BPS）、Intensive Care Delirium Screening Checklist（ICDSC）など客観的評価ツールを用いて定期的に評価し、薬剤の調節などについても医師や薬剤師と相談しながら実践している。
・E：専従の理学療法士や作業療法士はいないが、多職種で情報を共有しながら1日1回実施している。リハビリテーション時には、理学療法士と看護師が協力して取り組んでいる。
・F：家族の面会時に、看護師から積極的に声掛けするようにしているが、スタッフによるばらつきが多く、情報共有も十分にはできていない。
→さらにバンドル実施を推進していくためにはどうすればよいか？

導入の実際

PICSの予防においてABCDEFGHバンドルが提唱されていますが、一度にすべてを導入することは難しく、施設の状況に応じて共通認識を図りながら少しずつ段階的に進めていくことがポイントです。そしてバンドルを推進していくにあたっては、多職種によるチームが中心となってリーダーシップを発揮しながら進めていくことが推奨されています。しかし、バンドルにおける多くのケアを患者に直接提供するのは看護師ですので、看護師一人ひとりがバンドルの目的を理解し、実施するケアの影響が患者の退院後のQOLにつながることを認識し、日常

のケアを振り返りながらより効果的な介入を追求していくことが求められます。

本稿では、E：Early mobility and exercise（早期離床）とF：Family involvement（家族を含めた対応）について、さらにケアをステップアップするためのポイントと「GH」の導入について考えていきたいと思います。

E：Early mobility and exercise（早期離床）

重症患者に対するリハビリテーション（以下リハビリ）の目的は「日常生活活動（activities of daily living；ADL）を維持、改善、再獲得することで、QOLを改善すること」[7]であり、ICUでの早期リハビリにおける看護師の役割として、①適応の判断と準備を高める援助、②患者教育と心理的援助、③多職種連携の調整、④安全性の配慮、⑤早期リハビリとしての日常生活行動の支援が示されています[8]。

重症患者の早期リハビリテーションの定義や目的からも、端坐位や立位など理学療法士と共に行う負荷を伴う運動のみが早期リハビリではなく、“生活者としての患者”のニーズに応じたADLを早期リハビリの一部として支援することが求められていることがわかります。そのため、リハビリ以外に看護師が意図的にADLの維持や改善につながる介入を行っていくことは、早期離床における重要なケアとなります。具体的には、患者が自分でティッシュを取りゴミ箱に捨てる、座って顔を拭く、歯磨きやうがいをする、鏡を見ながらひげを剃る・髪を整える（**図**）、新聞やテレビを見る、文字を書くなど、リハビリで患者が動かすことのできる機能をより多く日常に取り入れながら、可能な限り患者が自分の意思で行えるよう環境を整えることがADLの支援につながります。また、これらの行為の促しや積み重ねは、筋力だけでな

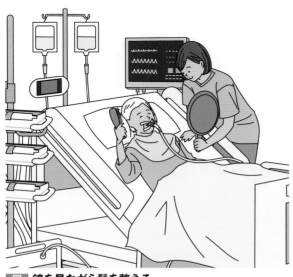

看護師が鏡を持ち、患者が自分で髪を整えられるようサポートする。

図 鏡を見ながら髪を整える

く、巧緻性や認知機能の維持につながり、自己効力感の獲得にもつながります[9]。

そしてリハビリの実施についても、患者との日常の関わりを通してリハビリに関する意欲を引き出し、患者と共に目標や変化を共有しながら主体的に取り組めるような支援が重要になります。医療従事者主体で、主に病状に関する身体的側面の経過からリハビリの開始基準に沿った実施の判断がなされ、患者の気持ちがなおざりにされてしまうと、効果的な介入であるリハビリが患者にとってストレスなどの苦痛を伴う経験になってしまいます。患者の認識や思いを把握し、回復のために頑張っている患者の心理的支援を行いながら共にリハビリに取り組む環境を整えることで、本来の効果が発揮されるケアにつながります。

F：Family involvement（家族を含めた対応）

家族へのケアについては、新形コロナウイルス感染症（COVID-19）の感染拡大に伴い面会が制限されて以降、十分なケアが行えない状況が続いてきました。そのため、経験年数が3年以下の看護師たちは、実践における家族看護の経験を積み重ねることができないまま成長してきたことを念頭に置いておく必要があります。しかし制限が緩和されてきた現在、改めて家族看護を見つめ直すと共に PICS-F（family）に関する共通認識を図り、家族へのケアを再構築していく絶好のチャンスと捉えることもできます。

ICU での面会は、面会できる人や時間が制限されている施設が多く、そのような中での関わりでは家族の置かれた状況を十分に把握できないことも多いと思います。表1[2, 3] に示したように、PICS-F は重症患者の家族に生じるうつや不安、PTSD などをはじめとする精神障害であり、患者への PICS 予防のケアと共に家族へのケアも必要であることを医療従事者が認識することが家族ケアにつながる重要な一歩となります。

家族ケアについては、カンファレンスへの家族の参加や ICU 日記、リーフレットを用いた ICU や PICS に関する情報提供などがみられますが、エビデンスも十分には確立していない状況です。効果的な関わりの手段は明らかになっていなくても、すでに重症患者の家族のニーズとして、安楽・安寧、情報、接近、保証、サポートが明らかになっており、これらに関して家族との丁寧なコミュニケーションを通してニードを充足していくための関わりが重要であることに変わりはありません。家族とのコミュニケーションにおいては、VALUE コミュニケーション（表3）[1] などを活用して家族とのコミュニケーションを促進することも示されており[1]、家族が患者の状態や治療・ケアなど患者を取り巻く状況について理解できているか、患者が安楽な状態で過ごせているか、患者の希望に沿ったケアが提供されているかなど、家族が安心できるよう十分な情報を提供すると共に、家族の不安な思いや整理できない感情、質問などを遠慮なく表出できるよう意図的に関わっていくことが基本的な家族ケアの構築につながります。各施設において、家族のニードに沿った関わりや共有すべき情報について共通認識を深め、意図的な関わりを継続できるよう取り組んでいくことが望まれます。

表3 VALUE によるコミュニケーション（文献 1 を参考に作成）

<u>V</u>alue and appreciate what the family members said
　　家族の言っていることの価値を認める
<u>A</u>cknowledge the family members emotions
　　家族の感情を認め、その感情に医療者が気づいていることを伝える
<u>L</u>isten
　　話を良く聴く
ask questions that would allow the caregiver to <u>U</u>nderstand who the patient was as a person
　　他人と違う一個人として患者を理解するための質問をする
<u>E</u>licit questions from the family members
　　家族からの質問を引き出す

G：Good handoff communication（良好な申し送り、伝達）／
H：Handout materials on PICS and PICS-F（PICS や PICS-F についての書面での情報提供）の導入

　「GH」の介入としては、ICU を退室して一般病棟へ移る際に、患者の病歴に関することだけでなく、PICS や PICS-F に関する情報を共有するための申し送りや伝達をすること、そしてPICS や PICS-F に関する情報を患者と家族に書面で提供することが推奨されています。現在PICS に関しては、集中治療に携わる医療従事者の認知も十分ではなく、ICU 退室後の一般病棟における認知度はさらに低いことが考えられます。そのため、今後は GH の介入を推進することで、重症患者の ICU 入室中から退院後までを通して、患者に携わるすべての医療従事者をはじめ患者や家族にも PICS について知ってもらい共通理解を深め、患者や家族に適切な対応を継続していくと共に、予防への取り組みを拡充していくことが求められています。まずは、所属部署内の共通認識を多職種で深めることや、ICU と病棟における PICS に関する共通認識を図るための勉強会を開催する、公開されている資料[10] などを活用して患者や家族に PICS に関して情報提供するなど、身近でできそうなことについてチームで話し合い検討していきましょう。

PICS 予防のケアは、バンドルの遵守で十分か？

　PICS を予防するためには、バンドルに関する援助に限らずあらゆるリスク因子を軽減し、患者のニーズを把握した上で身体的な回復だけでなく精神的な安寧を維持できるような介入を継続していくことが重要です。

　重症患者は、生命の危機状態にあり不安定な全身状態に伴う多くの苦痛を抱えており、さらに非日常である ICU や病室という環境の中で過ごしています。とりわけ人工呼吸管理中は、患者の言語的コミュニケーションが制限されるため、スムーズな意思疎通が図れないことが患者にとって大きなストレスとなっていることは周知のとおりです。さらに、患者の不快な情動

と PTSD との関連も示唆されており、介入時には患者の現状認識を促し不快な情動を最小限にとどめることが PICS 予防にもつながると考えられます[11]。私たちは、環境や治療についても経験値を積み重ね慣れていくため、初めてそれらに向き合う患者の気持ちとの乖離は自然と大きくなっていきます。このことを念頭に置き、初めて経験している現状を患者がどのように認識しているのか、患者の今の苦痛や気掛かりは何かなど、患者の主観的な思いを理解し苦痛緩和につなげることが基本的姿勢として重要だと思います。

上級者の思考回路

　経験年数の浅い看護師は、知識や技術を習得する過程では "日々のルチーンワークをこなす" という目的でケアを実践していることも多く、患者によって適切に対応する応用力は備わっていない場合が多いと思います。知識や経験を積み重ねた中堅以上の看護師には、PICS をより深く理解した上で、患者個人にとって効果的なケアを柔軟に考え、実際に提供していくことが求められます。PICS 予防のケアは、内容や方法も個人の特性を見極めながら臨機応変に対応していく力が必要になるため、中堅以上の看護師の力のみせどころといえます。そして、今後さらに新たな知見が見出されていくため、最新の情報を更新し続けながらよりよいケアを創造していく力も求められます。

　中堅以上の看護師には、個人としての研鑽にとどまらず、継続的な介入を目指してチームにおけるケアの構築や統制、病棟との連携など視野を広く持ち、さらに周囲の人を巻き込みながら PICS 予防のケアに取り組んでいってもらいたいと思います。そして何より、患者と共に治療やケアに向き合う伴走者として、患者の今だけでなく退院後の生活の QOL を見据えた上でより効果的なケアを追求し、日常のケアを見つめ直してもらいたいと思います。

上級者の視点をモノにするエッセンス

● PICS について医療従事者だけでなく患者や家族も含めて共通認識を深めること、そして予防のためのケアについても理解を深め、包括的かつ継続的なケアを普及させていくことが求められている。

● ABCDEFGH バンドルを推進していく際には、施設の状況に応じて共通認識を図りながら、少しずつ段階的に進めていく。

● 看護師一人ひとりがバンドルの目的を理解し、実施するケアの影響が患者の退院後の QOL につながることを認識し、日常のケアを振り返りながらより効果的な介入を追求していくことが求められる。

● PICS を予防するためには、バンドルに関する援助に限らずあらゆるリスク因子を軽減し、患者のニーズを把握した上で身体的な回復だけでなく精神的な安寧を維持できるような介入を継続していくことが重要である。

Part. 4

16

PICS 予防のケア

引用・参考文献

1. 日本集中治療医学会. PICS 集中治療後症候群. https://www.jsicm.org/provider/pics.html ［2024. 3. 4］
2. 井上茂亮. "Q2 PICS とは何か、3 つのドメインは?". PICS のすべて Q & A40. 西田修ほか監修. 東京, 中外医学社, 2020, 6-10.
3. 福家良太. "Q5 ICU ケアからみた PICS の原因は? (治療介入因子, 環境因子, 精神因子)". PICS のすべて Q & A40. 西田修ほか監修. 東京, 中外医学社, 2020, 18-21.
4. Kawakami, D. et al. Prevalence of post-intensive care syndrome among Japanese intensive care unit patients: a prospective, multicenter, observational J-PICS study. Crit Care. 25 (1), 2021, 69.
5. 劉啓文. PICS 対策とエビデンス：Care Bundle. ICU と CCU. 45 (1), 2021, 47-55.
6. 日本集中治療医学会 PICS 対策・生活の質改善検討委員会. 本邦の診療現場における post-intensive care syndrome (PICS) の実態調査. 日本集中治療医学会雑誌. 26 (6), 2019, 467-75.
7. 對東俊介. 重症患者のリハビリテーション. 日本集中治療医学会雑誌. 29 (5), 2022, 503-9.
8. 一般社団法人日本集中治療医学会編. 集中治療における早期リハビリテーション〜根拠に基づくエキスパートコンセンサス〜ダイジェスト版. 2017, 36-7. https://www.jsicm.org/pdf/soki_riha_1805.pdf ［2024. 3. 4］
9. 鎌田未来ほか. "Q33 PICS 予防のために ICU ルーチンシステムをいかに変えるか?". PICS のすべて Q & A40. 西田修ほか監修. 東京, 中外医学社, 2020, 152-6.
10. 東京医科歯科大学病院集中治療部. PICS (ピックス) 「集中治療後症候群」をご存じですか? https://www.tmd.ac.jp/medhospital/topics/projects_icu2/index.html ［2024. 3. 4］
11. 田本光拡. 忘れたい、嫌な記憶の再体験：ICU サバイバーの外傷後ストレス障害 (PTSD). ICNR : Intensive Care Nursing Review. 7 (2), 2020, 29-37.

岡根利津

Index 索引

【英字】

ABCDEFGH バンドル ……………………… 151
ABCDEF-R バンドル ……………………… 71
ABCDEF バンドル …………………… 68、69
ARDS（急性呼吸促迫症候群）…… 63、70
auto-PEEP（内因性 PEEP）…… 116、118
BURP 法 …………………………………… 16
CAM-ICU 評価方法 ……………………… 64
COVID-19 ………………………………… 13
CPOT ……………………………… 61、62、81
CPR（心肺蘇生法）………………… 14、15
DOPE ……………………………… 90、130
hyperinflation（肺加圧）……………… 42
MDRPU（医療関連機器圧迫創傷）…… 100
NPPV（非侵襲的陽圧換気）……… 73、94
NRS ………………………………………… 61
PCV …………………………… 113、117
PICS 予防のケア ……………………… 150
RASS ……………………………… 63、80
SAT（自発覚醒トライアル）……………… 50
SBT（自発呼吸トライアル）…………… 50
VAP（人工呼吸器関連肺炎）……… 73、75
VAP 予防バンドル ………… 73、82、86

【あ】

圧規定換気 …………………………… 112
アンカーファスト ……………………… 20
痛み ………………………………………… 60
一回換気量 …………………………… 117
医療関連機器圧迫創傷（MDRPU）…… 100
エアリーク ……………………………… 45
エアロゾル産生手技 …………………… 13

【か】

カーディアックチェアポジション …… 142、143
加温・加湿 …………………………… 84、92
加温・加湿の評価のポイント ………… 92
喀痰粘稠度 ……………………………… 94
カフ圧管理 ……………………… 22、45
感染対策にまつわるケア ……………… 73
気管吸引 ………………………………… 38
気管吸引ガイドライン 2023 ……… 38、44
気管切開チューブの管理 ……………… 27
気管切開チューブの固定方法 ……… 110
気管切開チューブの迷入・逸脱 …… 34、35
気管挿管 ………………………………… 10
気管チューブの管理 …………………… 19
気管チューブの狭窄・閉塞 …… 22、23
機器不具合 …………………………… 132
気胸 …………………………………… 131
気道狭窄 …………………… 53、54、56
気道分泌物 ……………………… 32、51
急性呼吸促迫症候群（ARDS）…… 63、70
胸骨圧迫 ………………………… 15、16
鋸歯状波形（のこぎり波形）………… 40
グラフィックモニターの見かた、ケアへの活かしかた
…………………………………………… 112
計画外抜管 ……………… 22、25、35
呼気終末陽圧 ………………………… 112

【さ】

再挿管 ……………………………… 51、54

自己拡張式のバッグ ………………… 123
自己抜管 ………………………………… 24
事故抜管 ………………………………… 24
自発覚醒トライアル（SAT）………… 50
自発呼吸トライアル（SBT）………… 50
ジャクソンリース回路 ………… 122、124
手指衛生 …………………………… 76、77
手指消毒手順 …………………………… 78
上気道閉塞（喉頭浮腫）……………… 51
褥瘡 …………………………………… 101
人工呼吸管理中のトラブルの原因検索とケア
………………………………………… 130
人工呼吸器回路の管理 ………………… 83
人工呼吸器関連肺炎（VAP）……… 73、75
人工呼吸器離脱 ………………………… 50
人工鼻 …………………………………… 95
心肺蘇生法（CPR）………………… 14、15
スキンテア …………………………… 101
スピーチカニューレ …………………… 27
清潔ケア ………………………………… 55
せん妄 …………………………… 60、66、67
挿管介助 ………………………………… 10
早期離床 ……………………………… 153

【た】

体位管理 ……………………………… 138
体位ドレナージ ……………………… 139
体位変換 ……………………………… 138
単管式カフ付き気管カニューレ ……… 27
チューブの位置異常 ………………… 130
チューブの閉塞 ……………………… 131
鎮痛・鎮静にまつわるケア…………… 60
テープによる固定 ……………………… 20

頭部挙上 ……………………………… 52、74

【な】

内因性 PEEP（auto-PEEP）……… 116、118
肉芽形成 ………………………………… 33

【は】

肺加圧（hyperinflation）……………… 42
肺区域 ………………………………… 141
バイトブロック ………………… 104、105
抜管介助 ………………………………… 50
バッグバルブマスク換気 ……… 123、124
非侵襲的陽圧換気（NPPV）………… 73、94
皮膚トラブル予防のケア ……………… 100
不穏 ……………………………………… 60
腹臥位療法 ……………………… 144、145
複管式カフ付き気管カニューレ ……… 27
ポジショニング ……………………… 138

【ま】

マスクフィッティング ………… 106、107

【や】

用手換気 ……………………………… 122

【ら】

リーク …………………………… 95、97
流量膨張式バッグ …………………… 122
量規定換気 …………………………… 112

●読者の皆様へ

この度は本増刊をご購読いただき、誠にありがとうございました。Respica 編集室では、今後も皆様のお役に立つ増刊の刊行を目指してまいります。つきましては、本書に関する感想・ご提案等がございましたら当編集室までお寄せくださいますようお願い申し上げます。

みんなの呼吸器 Respica（レスピカ）2024 年夏季増刊（通巻 259 号）

上級者の思考回路（しこうかいろ）に学べ
急性期の呼吸器ケア　厳選 16
注意すべきポイントが動画で身に付く！

2024 年 6 月 10 日発行
定価（本体 3,200 円＋税）
ISBN978-4-8404-8368-1

■編著　　清水 祐（しみず ゆう）
■監修　　尾野敏明（おの としあき）
■発 行 人　長谷川 翔
■編集担当　小牧明子／鈴木陽子
■編集協力　中垣内紗世／中倉香代
■装　　幀　創基 市川 竜
■イラスト　ホンマヨウヘイ
■発 行 所　株式会社メディカ出版
　〒532-8588 大阪市淀川区宮原 3-4-30 ニッセイ新大阪ビル 16F
【編　集】TEL 06-6398-5048
【お客様センター】TEL 0120-276-115
【広告窓口／総広告代理店】株式会社メディカ・アド TEL 03-5776-1853
【E-mail】respcare@medica.co.jp
【URL】https://www.medica.co.jp/
■組　　版　株式会社明昌堂
■印刷製本　株式会社シナノ パブリッシング プレス

乱丁・落丁がありましたら、
お取り替えいたします。
無断転載を禁ず。
Printed and bound in Japan